• 60 CONSEJOS CON RESPUESTAS ADAPTADAS A SUS NECESIDADES •

antialergias

Marie Borrel

MARABOUT

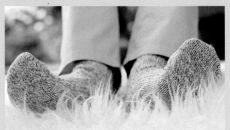

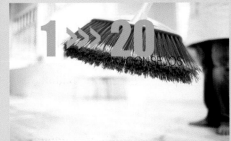

índice

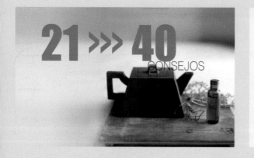

21 >>> 40 CONSEJOS

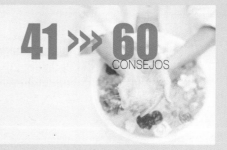

41 >>> 60 CONSEJOS

introducción

una gran reacción
a una pequeña agresión

En los países occidentales, las alergias se encuentran en constante evolución. Cada año, por lo menos una de cada diez personas es víctima de las mismas. Aunque algunos sólo presentan ciertos síntomas inofensivos, hay quienes se enferman gravemente.

En ocasiones, las alergias pueden llegar a ser mortales (por ejemplo, en caso de un choque anafiláctico o de una crisis de asma grave). Afortunadamente, estas situaciones son poco frecuentes.

Aunque la alergología como tal no está reconocida como una verdadera especialidad médica, muchos doctores han adquirido una formación específica en materia de tratamiento de alergias. Esta extraña enfermedad que se manifiesta de muchas formas no distingue personas ni edades. Suele aparecer y desaparecer repentinamente y está relacionada con nuestros estados de ánimo…

Hábitos higiénicos para combatir alergias

En el ámbito de la investigación médica, las alergias han sido estudiadas a conciencia y durante los últimos cinco años se han registrado cerca de trescientos nuevos medicamentos para combatirlas. Sin embargo, aún es difícil acabar con ellas, pues obedecen a múltiples factores. Para manifestarse, la alergia necesita un sujeto sensible y vulnerable que tenga predisposición genética a esta enfermedad y que se exponga a la presencia de un alérgeno capaz de hacerlo reaccionar. Los alérgenos se esconden por todos lados en nuestro ambiente: en los pelos de las mascotas, en su saliva, en el moho, en los ácaros que viven en nuestros colchones, en las plumas, en ciertos alimentos, en el polen de las flores y de los árboles, en el sol, en el agua de mar, etcétera.

Si bien estos factores dificultan la delimitación de esta enfermedad, permiten a quienes la padecen por lo menos atenuar considerablemente sus síntomas, o incluso curarla, pues si cuidan su alimentación y la calidad del aire que respiran, y si están al pendiente de la higiene de su casa y de los productos de belleza que utilizan, evitan las crisis; es decir, es posible adoptar hábitos para prevenir y combatir alergias.

Guerra sin cuartel

Un pelo de gato o un grano de polen por sí solos no pueden hacernos daño. Sin embargo, a veces estos inofensivos visitantes nos provocan reacciones alérgicas. ¿Por qué? ¿Cómo? Para entender esta situación hay que sumergirnos en el diminuto centro de nuestro sistema inmunológico, ejército de minúsculos soldados cuya misión consiste en defendernos permanentemente de los agresores: microbios, virus, etc. Las células inmunitarias detectan a estos intrusos, los clasifican para poder reconocerlos y luego los expulsan. Aunque este complejo y delicado sistema es altamente eficaz, llega a equivocarse, pues identifica como agresor una inofensiva partícula de polvo o un insignificante ácaro y desencadena la alerta máxima, provocando que un simple antígeno (sustancia ajena al cuerpo) se convierta en un alérgeno (sustancia que provoca una reacción alérgica).

Causa: la histamina

El sistema inmunológico comienza por clasificar a los intrusos secretando inmunoglobulinas (proteínas producidas por los glóbulos blancos que se fijan en la superficie de ciertas células inmunitarias). En el momento en que un intruso del mismo tipo se presenta, el sistema inmunológico lo identifica y provoca una serie de reacciones biológicas, en especial: una abundante secreción de histamina. Esta sustancia, implicada en todas las reacciones alérgicas, fue el primer agente descubierto por los científicos. La histamina se extiende rápidamente en los tejidos cercanos, provocando, entre otras cosas, un aumento masivo de secreciones líquidas y de espasmos de los músculos lisos.

Por lo tanto, la histamina es la culpable de que nos lloren los ojos en caso de conjuntivitis, de que la nariz nos escurra, de la rinitis alérgica, de las secreciones bronquiales en caso de asma y de la inflamación de las ampollas durante los accesos de urticaria o de angioedema. Consciente de su misión, la histamina no olvida estimular la secreción de otras sustancias que la apoyen en su labor.

Un solo mecanismo para muchos síntomas

De esta manera, un mismo mecanismo produce una serie de síntomas diferentes. Otra especificidad de las alergias consiste en que tanto el desarrollo y la gravedad de los síntomas, como el lugar y la forma en que se manifiesta la enfermedad varía en función de cada organismo.

La alergia no debe tomarse a la ligera, sobre todo si sus manifestaciones son violentas. En estos casos es necesario acudir al médico y proporcionar el tratamiento conveniente. Sin embargo, aun en esta situación, los buenos hábitos higiénicos resultan útiles para los tratamientos. A veces, con eso basta para terminar con el problema de las alergias benignas. Cualquiera que sea su situación, usted tiene mucho que ganar siguiendo nuestros consejos.

¿cómo utilizar este libro?

Este libro propone un programa a la medida de sus necesidades que le permitirá enfrentar el problema que le afecta. Consta de cuatro etapas:

• **Primero, un *test*** que le permitirá hacer el balance de su situación.
• **Los primeros 20 consejos** son generales y conciernen a todas las personas alérgicas para todo tipo de alergias.
• **Los 20 consejos que siguen** dan una idea de los tratamientos naturales que lo ayudarán a luchar contra las alergias respiratorias y oculares, como el asma, la rinitis y la conjuntivitis.
• **Los últimos 20 consejos** se enfocan a los tratamientos que curan las alergias cutáneas como el eccema y la urticaria. **Al final de cada segmento de consejos**, una persona que enfrenta el mismo problema que usted relata y comparte su experiencia.

Puede seguir rigurosamente este recorrido guiado, poniendo en práctica los consejos uno tras otro. También puede tomar de aquí y de allá las recomendaciones que considere más adecuadas para su caso en particular. o que sean más fáciles de aplicar en su vida cotidiana. Finalmente, puede seguir las instrucciones en función de su situación, ya sea como simple prevención o para tratar un problema manifiesto.

¿qué tipo de alérgico es usted?

Responda sinceramente a las siguientes afirmaciones para determinar qué parte del libro debe consultar:

sí	no	1. Con frecuencia padezco comezón.	sí	no	7. No practico ningún deporte.
sí	no	2. Fumo regularmente.	sí	no	8. Tengo un gato o un perro (o varios).
sí	no	3. No me preocupa la calidad de lo que como.	sí	no	9. Soy muy irascible.
sí	no	4. A menudo olvido ventilar mi casa.			Si contestó SÍ a las afirmaciones 3, 4 y 8, de preferencia lea los consejos **1** a **20**, que son los que más se adecuan a su caso.
sí	no	5. En primavera me lloran los ojos y la nariz me escurre.			Si contestó SÍ a las afirmaciones 2, 5 y 7, vaya directamente a los consejos **21** a **40**.
sí	no	6. Los detergentes me irritan la piel.			Si contestó SÍ a las afirmaciones 1, 6 y 9, mejor lea los consejos **41** a **60**.

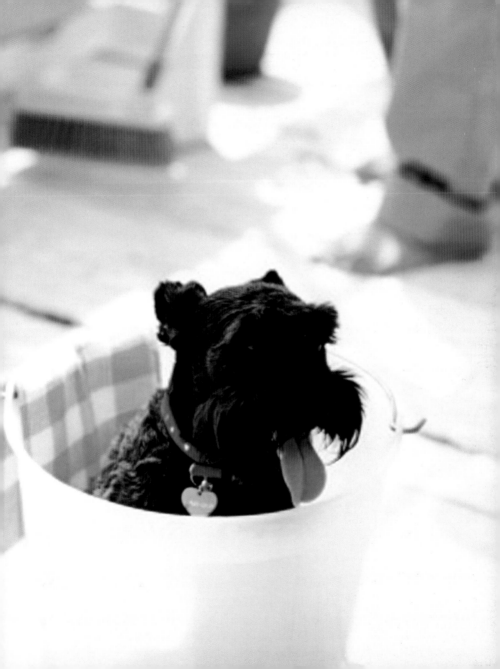

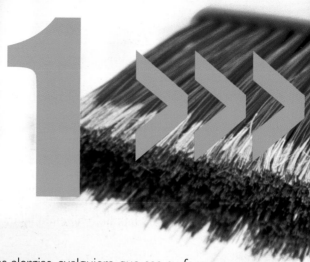

>> El origen de todas las alergias, cualquiera que sea su forma, se encuentra en el desequilibrio inmunológico. **Para evitar las crisis,** basta con tomar sencillas precauciones que suelen ser sorprendentemente eficaces.

>>>> Primero, **trate de descubrir cuáles son los alérgenos que provocan** que se le manifieste la alergia. Existen diferentes técnicas que pueden ayudarlo. Luego, en casa, elimine el polvo, la humedad, los ácaros etc. Purifique el aire y evite los materiales alergénicos.

>>>>>> Finalmente, en el ámbito culinario, suprima ciertos alimentos *peligrosos* y, **aliméntese lo más sanamente posible,** consuma de preferencia productos naturales.

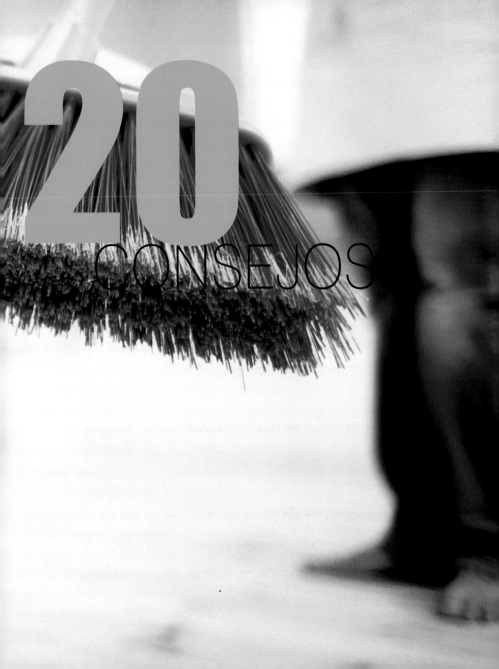

20
CONSEJOS

01

detecte los alérgenos

La mejor manera de no tener alergias es evitando los alérgenos. Esta medida de precaución es tan simple y tan obvia, que hasta dudamos en formularla. Sin embargo, la guerra contra las alergias empieza por llevar a cabo esta primera y sencilla tarea: detectar los alérgenos que le causan reacción.

¿Polen, pelos de gato o fresas?

En teoría, todo o casi todo puede provocarnos alergia, pero en realidad, cada quien reacciona a una o a varias sustancias específicas que hay que tratar de descubrir con el fin de evitarlas.

Los alérgicos suelen reaccionar a varias sustancias a la vez. Por otra parte, las alergias llegan a transmutarse, es decir, una persona que se abstiene de comer

● ● ● P A R A S A B E R M Á S

> Estas pruebas deben ser prescritas y practicadas por un médico, de preferencia un alergólogo. Las pruebas sanguíneas son más confiables que las pruebas cutáneas, sobre todo en caso de alergias múltiples.

> En cuanto se haya identificado el alérgeno, se puede comenzar la inmunoterapia, tratamiento largo (de tres a cinco años) durante el cual el organismo es sometido a dosis de alérgenos inicialmente pequeñas que se aumentan gradualmente.

fresas, poco a poco va volviéndose alérgica al pelo de gato.

Pruebas cutáneas y pruebas sanguíneas

Si en su caso los alérgenos no son tan fáciles de identificar, puede recurrir a las pruebas de detección o de diagnóstico. Existen varios tipos.

• Pruebas cutáneas: la más frecuente es la prueba de escarificación, que consiste en rasgar la piel con una aguja o lanceta aplicando concentrados de diferentes tipos de alérgenos (polen, pelos, plumas, polvo etc.) con el fin de descubrir los que provocan una reacción alérgica en el paciente. La reacción es muy rápida. Una variante de esta prueba consiste en colocar parches que contienen los alérgenos durante dos o tres días.

• Pruebas sanguíneas: consisten en tomar un poco de sangre y buscar rastros de cierto tipo de inmunoglobulinas. Las inmunoglobulinas son sustancias que produce el sistema inmunológico ante un alérgeno.

> Sin embargo, este tratamiento no siempre funciona. Sus efectos positivos suelen ser pasajeros, pues después de algunos meses o incluso de algunos años, el paciente se vuelve sensible a nuevos alérgenos.

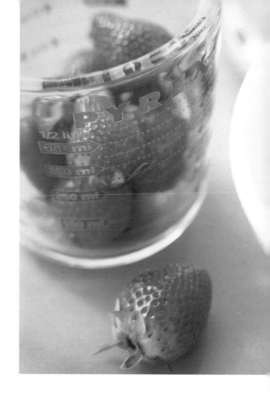

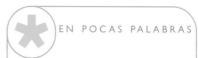

EN POCAS PALABRAS

* Para detectar los alérgenos se pueden llevar a cabo pruebas sanguíneas o cutáneas.

* La inmunoterapia consiste en someter progresivamente el organismo de la persona alérgica a dosis de alérgenos y aumentarlas gradualmente.

02

haga las paces con el campo

En ocasiones, la naturaleza se vuelve la peor pesadilla de las personas alérgicas, sobre todo por el polen. Pero esto no es una razón suficiente para encerrarse en su casa. Más vale adaptarse al ambiente, seleccionando los lugares que se frecuentan y el horario de los paseos.

Millones de pólenes...

El ejercicio al aire libre es muy bueno para la salud, incluyendo la de los alérgicos. No obstante, a veces el aire se convierte en un agresor cargado de pólenes que se propagan en el aire y que penetran en el organismo por medio de las vías respiratorias.

El primero en aparecer es el polen de los árboles, al inicio de la primavera, luego surgen los pólenes de las gramíneas y de ciertas herbáceas.

●●● PARA SABER MÁS ──────────

> No olvide elegir el lugar de sus próximas vacaciones en función de su alergia. Si es alérgico al yodo, mejor vaya al campo.

> Si es alérgico a los ácaros, mejor vaya a la montaña, pues éstos mueren a más de 1500 metros de altitud. Si es alérgico al polen, lo mejor es ir al mar.

Hábitos que protegen…

Al amanecer y al atardecer, el aire se satura de polen, por lo tanto, evite salir durante estos periodos. Salga cuando llueve levemente o después de una lluvia abundante, pues las precipitaciones hacen caer el polen en la tierra y liberan aire.

Utilice lentes de sol para proteger sus ojos del contacto directo con el polen que se encuentra suspendido en el aire.

En caso de practicar la jardinería, especialmente si poda el pasto, utilice guantes, una mascarilla y unos lentes.

Coloque un poco de vaselina en cada uno de los orificios nasales para que el polen se pegue con cada inhalación en lugar de invadirle los pulmones.

En cuanto llegue a casa, tome una ducha y lave su cabello con el fin de deshacerse del polen que se le haya adherido.

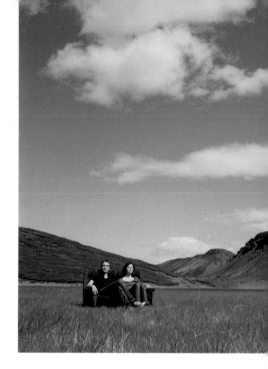

> En algunos países existen organismos que realizan mapas polínicos, en los cuales se pueden observar las regiones y las temporadas de mayor concentración de algunos tipos de polen.

 EN POCAS PALABRAS

* Consulte los mapas polínicos de su región para evitar los pólenes que mayor molestia le causan.

* Siga reglas muy simples: evite salir al amanecer o al caer la tarde, hágalo después de que llueva. Tome una ducha y lave su cabello al llegar a casa…

03

aléjese de los animales

Cualquier animal constituye otra amenaza para los alérgicos; no sólo su pelo es nocivo, sino también su saliva, sus escamas y sus excrementos. Lo mejor para las personas muy alérgicas es abstenerse de tener animales en casa. No obstante, a veces esto no es suficiente para protegerse...

Los más alergénicos: los gatos

Las personas alérgicas a los animales necesitan mantenerse alejadas de ellos. Los gatos ocupan el primer lugar, ya que más de 40% de los asmáticos son sensibles a estos animales. Los alérgenos del gato se encuentran principalmente en su saliva y en sus secreciones (sebo, lágrimas, etc.); cuando el animal se lame, dichos alergenos se quedan en su pelaje, posteriormente se secan y se expanden

●●● PARA SABER MÁS ───────────

> Gracias a una manipulación genética que logró limitar la producción de alérgenos en gatos, una compañía estadounidense creó gatos *transgénicos* que no provocan alergias. Estos gatos saldrán próximamente al mercado, por la módica suma de 1000 dólares estadounidenses o un poco más.

> Sin llegar tan lejos, es bueno saber que un gato castrado emite hasta cinco veces menos alérgenos que uno que no lo está.

en el ambiente. Los perros y los caballos son menos peligrosos, aunque sus alérgenos son del mismo tipo. Los pájaros provocan también alergia, debido al hongo que se deposita en el fondo de las jaulas y en sus plumas.

Precauciones útiles

Si usted presenta reacciones violentas a ciertos animales, lo más sencillo es abstenerse de tenerlos. Pero si no desea privar a toda la familia de su mascota preferida, lo único que le queda es tomar precauciones.

No deje que el animal entre en la habitación en donde duerme, y mucho menos que se suba a su cama.

Báñelo por lo menos una vez a la semana, aunque sea gato.

Coloque purificadores de aire con filtro para deshacerse de los alérgenos suspendidos en el ambiente.

Si tiene pájaros o peces, limpie bien su hábitat y tenga cuidado con la humedad que se acumula en las jaulas.

Evite lo más que pueda los muebles grandes en donde se puedan depositar los alérgenos, por ejemplo, los sillones de tela, los tapetes, las cortinas. Utilice de preferencia pisos resistentes y secos (de parqué o de vinilo), así como sillones de piel (cuero).

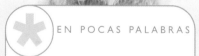

> No olvide los contactos esporádicos; por ejemplo, si durante una visita al zoológico, una persona muy sensible se acerca demasiado a la jaula de los leones, puede presentar una crisis alérgica.

EN POCAS PALABRAS

* Las mascotas suelen provocar alergias.

* Lo más sencillo es no tener mascotas.

* Si no es el caso, proteja su recámara. Bañe al animal por lo menos una vez a la semana y evite los muebles hechos de materiales que favorezcan la acumulación de los alérgenos.

04 evite los ramos de flores

Aunque nn bonito ramo de flores siempre luce espléndido en una casa, en ocasiones puede resultar peligroso. Las flores, aun después de haber sido cortadas siguen produciendo polen...

Las personas sensibles deben abstenerse de las flores, pues éstas conservan su pistilo y sus estambres aunque estén en ramo o en un florero, y su polen se sigue propagando en el ambiente.

Es mejor remplazar los ramos de flores por plantas verdes que no produzcan flores. Además, las plantas verdes ejercen una acción que limpia el aire de las casas atrayendo algunas sustancias nocivas hacia ellas, sobre todo los compuestos orgánicos volátiles.

Seleccione con cuidado flores y plantas: si no puede prescindir de flores en casa, entonces escójalas adecuadamente. De preferencia, elija las más abiertas. Algunas, como los alcatraces (aros) y los lirios, tienen estambres muy grandes que pueden identificarse y arrancarse fácilmente. Póngase guantes y quite los estambres de cada flor antes de preparar el ramo. Evite las flores pequeñas con muchos estambres.

No coloque flores ni plantas en su habitación o en la de sus hijos.

●●● PARA SABER MÁS

> **La humedad y el moho que las plantas de interior suelen acumular alrededor de la maceta agravan los síntomas de las alergias. Procure no regar demasiado sus plantas y limpie regularmente la parte de abajo de las macetas.**

EN POCAS PALABRAS

✳ Las flores aun después de haber sido cortadas siguen difundiendo su polen en el aire.

✳ Elija flores grandes y antes de colocarlas en un florero quíteles los estambres.

05 deshágase de los insectos

Un piquete de abeja o de avispa basta para provocar una severa reacción alérgica. Cuidado también con las cucarachas…

Tres mil años antes de Cristo: el faraón Menes muere a causa de una picadura de abejón. Los piquetes de insectos y las alergias a los alimentos (*véanse* Consejos 15, 16 y 17) son los principales causantes de los choques anafilácticos. Por lo tanto, los alérgicos deben tener mucho cuidado con estos animales.

Cuidado con los desperdicios alimenticios: el zumbido de las avispas, los abejones y demás insectos voladores nos anuncia su presencia, por ello es fácil evitarlos. Sin embargo, no pasa lo mismo con las cucarachas. Estos insectos rastreros, de color café viven en los fregaderos, cerca de las cañerías y a veces en los armarios. Sus alérgenos se encuentran en sus excrementos. Para eliminar las cucarachas, hay que acabar con lo que más les gusta: el calor, la humedad y las sobras. Nunca deje su vajilla sucia en el fregadero y guarde los alimentos en recipientes de plástico herméticos…

● ● ● PARA SABER MÁS

> Utilice regularmente insecticidas para acabar con estos insectos.
> También existen *trampas para cucarachas* que se pueden colocar en las zonas más propicias (cerca de la basura, detrás del frigorífico, etcétera).

EN POCAS PALABRAS

* Las picaduras de avispas, abejas y hasta de mosquitos, pueden provocar reacciones alérgicas violentas. ¡Evítelos a toda costa!

* Tenga cuidado también con las cucarachas, pues sus excrementos provocan alergias graves.

19 ⚠

06

ventile su casa

En el aire que respiramos cada día encontramos gases vitales, como el oxígeno, y contaminantes graves, como el monóxido de carbono, sustancias irritantes y alergénicas. Para estar seguros de que respiramos un aire limpio y sano en casa, hay que ventilar ahora y siempre…

Inflamación excesiva

Es impresionante lo que encontramos en el aire de una habitación: polvo, alérgenos de ácaros o de animales (*véase* consejos 3 y 7), pólenes (cuando es la época), gases de combustión (monóxido de carbono, dióxido de azufre), y además, sustancias que provienen del barniz, de la pintura, de los aparatos eléctricos o de los productos de limpieza. Algunas de estas sustancias contienen alérgenos,

● ● ● PARA SABER MÁS

> Puede recurrir a sistemas de ventilación:
> La VMC (ventilación mecánica centralizada) se instala en toda la casa o en las habitaciones críticas. A medida que los extractores van evacuando el aire contaminado, éste se va reciclando permanentemente.
> Si usted es muy alérgico, instale también una unidad de ventilación independiente en su recámara.
> También existen sistemas de ventilación que funcionan por medio de la recuperación de calor, que permiten reintroducir en las habitaciones el aire caliente que se recupera en la cocina o

otras son contaminantes e irritantes. A todo esto, se suelen añadir los mohos producidos por la humedad de ciertas habitaciones como la cocina o el baño (*véase* Consejo 8).

Todos estos factores actúan conjuntamente para aumentar sus efectos, ya que una reacción alérgica se manifiesta por medio de un estado inflamatorio (de los bronquios, de la piel, de las mucosas nasales, etc.) y las sustancias irritantes no hacen más que acentuar el cuadro.

Mientras más aislada más contaminada

La ventilación es la manera más sencilla de defenderse.

Para renovar el aire de una habitación mediana, basta con abrir las ventanas durante cinco o diez minutos. Tanto en invierno como en verano, no olvide airear por lo menos dos veces al día todas las piezas de la casa.

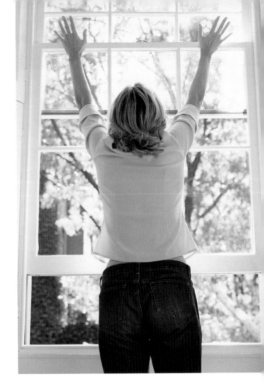

en el baño después de haber sido filtrado. Si opta por este sistema, elija de preferencia un sistema de doble filtro (HEPA* y carbón activo) con el fin de eliminar tanto el humo como las partículas más finas.

* HEPA (High-Efficiency Particulate Arresting o Retención de partículas de alta eficacia)

EN POCAS PALABRAS

* El aire que respiramos en las habitaciones contiene al mismo tiempo alérgenos, gases nocivos, moho, polvo y pólenes…

* Ventile con frecuencia todas las habitaciones de la casa e instale un sistema de ventilación.

07

huya de
los ácaros

Los ácaros son artrópodos microscópicos, semejantes a las arañas, que viven en nuestras casas.

Son verdaderos enemigos de las personas alérgicas, pues se calcula, por ejemplo, que entre 60 y 90% de la asmas alérgicas se producen por sus excrementos: es indispensable idear una estrategia para erradicarlos.

Humedad, calor y piel

Los ácaros se reproducen a una velocidad impresionante: basta con diez parejas de ácaros para que al cabo de seis semanas la colonia cuente con miles de individuos, sin embargo, para ello necesitan contar con condiciones apropiadas. Los ácaros se alimentan de escamas de piel. Las células muertas, que perdemos mientras dormimos, se acumulan en los colchones, las almohadas, los cober-

● ● ● PARA SABER MÁS

> Existen fundas especiales a prueba de ácaros, fabricadas con materiales que impiden completamente que estos microscópicos animales penetren en ellas; las escamas que desprendemos mientras dormimos se quedarán en la funda, por lo tanto, los ácaros que se encuentran en los colchones no podrán comerlas y en menos de una semana. la colonia de ácaros habrá muerto.

> También existen productos que aniquilan ácaros alterando su sistema neurológico. Además de sus hábitos higiénicos, le recomendamos que

tores, las sábanas, los tapetes y la alfombra. Sin embargo, los ácaros únicamente comen las escamas enmohecidas. Por lo tanto, para que proliferen lo primero que necesitan es un ser humano durmiendo, humedad y calor. Las condiciones ideales son 22 °C de temperatura y de 75 a 80% de humedad.

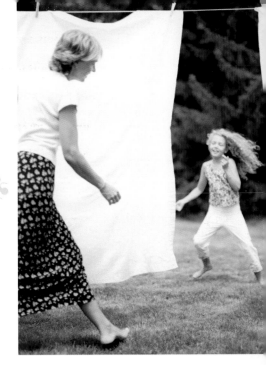

Precauciones indispensables

Empiece por disminuir la humedad y el calor; ventile su recámara y disminuya la calefacción en invierno. También puede utilizar un deshumidificador.

Asolee frecuentemente sábanas, edredones y toda la ropa de cama.

Cambie regularmente sus sábanas, hasta dos veces por semana si es muy alérgico.

No olvide lavar toda la ropa de cama a 90 °C ya que los ácaros se mueren a temperaturas superiores a 60 °C.

Por último, procure utilizar colchas y edredones sintéticos.

.

recurra a estos productos; utilice principalmente aquellos que estén elaborados a partir de ingredientes naturales, como el extracto de crisantemo. Estos productos se encuentran en diversas presentaciones: detergentes, tapetes, aerosoles (para aplicar sobre las almohadas), etcétera.

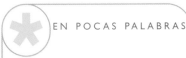
EN POCAS PALABRAS

* Los ácaros adoran el calor y la humedad. Para deshacerse de ellos, hay que ventilar y dormir en una habitación fresca.

* Cambie las sábanas y lávelas a alta temperatura.

* Existen productos que combaten ácaros y fundas que protegen los colchones.

08

elimine la humedad

La mayoría de las actividades domésticas que realizamos generan humedad, la cual favorece la presencia de moho cuyas esporas causan alergia. Para deshacerse de ellas, aprenda a identificarlas y elimine la humedad de manera permanente para que no se acumule.

● ● ● PARA SABER MÁS

> Existen deshumidificadores que atenúan el grado de humedad dentro de las casas. Estos aparatos enfrían el aire y condensan la humedad.

> El agua se recupera en una bandeja de condensación que hay que vaciar.

> Los aparatos eléctricos son mejores que los mecánicos y necesitan menos mantenimiento.>

70% de humedad y algo de comer…

El moho difunde en el aire esporas que, al igual que el polen, provocan alergia. En las casas, se concentran obviamente en los lugares húmedos (bordes de la regadera o de la tina, muebles de la cocina, cerca de las tuberías, en los muros porosos, fisuras).

Entre estos hongos encontramos el *Aspergilus* y el *Penicilium*. Para sobrevivir y desarrollarse, necesitan comida y un porcentaje de humedad constante de por lo menos 70%. Se alimentan de materiales celulósicos como la pintura, el papel tapiz, los revestimientos textiles de las paredes, etc. También adoran los restos de comida y el polvo.

Para deshacerse del moho y de los hongos, es importante tomar en cuenta el grado de humedad y limpiar perfectamente hasta los rincones más recónditos.

Consejos prácticos y eficaces

Empiece por revisar los rincones más vulnerables a la humedad: bordes de la regadera o de la tina, lavabos y fregaderos. En el momento en que vea una mancha oscura, limpie con cloro para eliminar las bacterias y frenar la proliferación de hongos. También puede utilizar vinagre blanco, que desinfecta y remueve fácilmente el sarro.

Luego, verifique todas las vías por donde pueda meterse la humedad exterior (puertas, ventanas, rastros de humedad en los muros, etc.) y vaya haciendo las reparaciones necesarias.

Por último, procure limpiar perfectamente todos aquellos lugares en los que la humedad y los restos de comida podrían acumularse sin que usted se diera cuenta: aparatos electrodomésticos, alacenas de la cocina, etc.

EN POCAS PALABRAS

* En las casas, la humedad del aire propicia la proliferación de hongos, los cuales liberan esporas que provocan alergias.

* Para evitarlos, limpie las zonas muy húmedas con cloro o vinagre blanco.

* Puede colocar aparatos que eliminan la humedad en las habitaciones más expuestas.

> **Procure vaciar regularmente la bandeja de agua para evitar que se estanque y se forme moho.**

09

declárele la guerra al polvo

Las personas alérgicas al polvo reaccionan a distintas sustancias contenidas en estas minúsculas partículas que se infiltran en toda la casa. Su única solución es combatir implacablemente a este enemigo invisible.

Mientras más ventilamos, más se empolva la casa…

Algunas de las sustancias que componen el polvo son alergénicas: minúsculos residuos de pelo de gato o de plumas de pájaro, alérgenos de ácaros, pólenes exteriores, humo, etc.

Ninguna casa se escapa del polvo. Éste se filtra por las puertas, las ventanas, las hendiduras de los techos o de los muros de separación. Es imposible impedir que

● ● ● P A R A S A B E R M Á S

> Si usted es muy alérgico al polvo tome las siguientes precauciones durante el aseo:
> Póngase una mascarilla desechable (tipo cirujano) para limitar la ingestión respiratoria de partículas de polvo;

> Póngase lentes si padece alergia ocular;
> Póngase guantes si presenta alergias cutáneas al contacto con los detergentes.

entre. La triste realidad es que mientras más ventilamos la casa para mejorar el aire que respiramos, más polvo dejamos entrar. No nos queda más que una solución: luchar contra él día tras día hasta eliminarlo.

Trapo húmedo en lugar de plumero

Evite utilizar un plumero pues agita el polvo y lo esparce en el aire. Lo mismo pasa cuando se barre de repente un suelo muy seco.

Limpie los pisos resistentes (parqué, mosaicos, azulejos, etc.) con un trapeador (fregona) ligeramente húmedo y enjuáguelo varias veces para que no se embarre el polvo por todo el piso.

Para aspirar alfombras y tapetes, utilice un aparato potente (*véase* Consejo 11).

Limpie los muebles con un trapo ligeramente húmedo. Ciertos productos de limpieza permiten que el polvo se acumule en el trapo. Sin embargo, tenga cuidado con la composición de los mismos, ya que a veces contienen sustancias irritantes, sobre todo cuando vienen en presentación aerosol.

Los vaporizadores desempolvan profundamente y eliminan las partículas incrustadas en las telas.

Desempolve toda su casa regularmente, haga limpieza profunda una vez al mes y quite el polvo por lo menos dos veces a la semana durante la limpieza cotidiana.

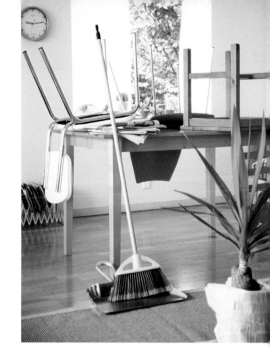

 EN POCAS PALABRAS

* El polvo contiene muchos alérgenos: ácaros, pelos de gato, hongos, etc.

* Para deshacerse de él, es mejor utilizar un trapo húmedo o un vaporizador.

* Colóquese una mascarilla mientras hace la limpieza y, si es necesario, guantes y lentes que lo protejan.

10

¡adiós a las alfombras y a las cortinas!

Las alfombras y los tapetes, las cortinas gruesas y los tapices son verdaderos nidos de alérgenos. Propician la acumulación de ácaros, almacenan polvo en toda la casa y concentran humedad y hongos en los cuartos húmedos. Solucione este problema deshaciéndose de ellos!

Pisos de linóleo y mosaico

Las fibras de los tapetes y de las alfombras son verdaderas trampas para las partículas. Lo mejor es remplazarlas por materiales secos, en los cuales el polvo no pueda acumularse.

Los pisos de madera son aconsejables para las habitaciones comunes como el comedor y las recámaras. El parqué barnizado es más fácil de limpiar, pues incluso se puede lavar con cloro.

● ● ● PARA SABER MÁS

> Las suelas de los zapatos transportan una multitud de visitantes indeseables: polen, hongos, polvo etc. Quítese los zapatos en la entrada y pida a sus visitas que hagan lo mismo.

> Tenga a la mano pantuflas para que todos puedan quitarse los zapatos inmediatamente y evite caminar con ellas fuera de casa.

En la cocina y en los baños, lo más indicado es evitar el linóleo (porque los hongos se pueden acumular por debajo) y los pisos de madera (pues no son completamente impermeables); le aconsejamos que opte por los mosaicos tradicionales.

Persianas y doble acristalamiento

Las persianas de madera o de plástico son la mejor solución para vestir sus ventanas. Son fáciles de limpiar, pues el polvo se deposita en las rejillas y se puede quitar con un paño húmedo (o con un cepillo especial).

También puede optar por persianas de tela, que procuran un ambiente más cálido, siempre y cuando estén fabricadas con telas sintéticas y no tengan pliegues ni dobladillos.

Por último, si es posible, instale ventanas con doble acristalamiento. Esto hace que haya menor condensación y, por lo tanto, evita la formación de moho en las hendiduras que existen entre el vidrio y el marco.

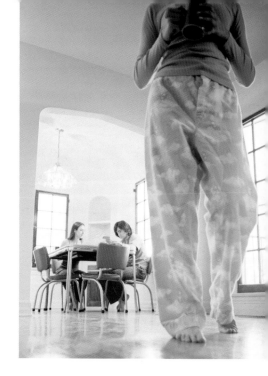

> Si no puede prescindir de la alfombra, compre únicamente alfombras a prueba de ácaros y hongos, aspírelas durante, por lo menos, media hora, cada dos días.

 EN POCAS PALABRAS

* Alfombras, tapetes, cortinas y persianas de tela son nidos de polvo y alérgenos.

* Opte por los pisos de parqué, de materiales plásticos o de mosaico.

* Instale ventanas con doble acristalamiento y persianas que se enrollen o de láminas.

11

elija una aspiradora potente

La aspiradora es el arma más importante para combatir el polvo. Sin embargo, no todas las aspiradoras son iguales. Es muy conveniente que las personas alérgicas inviertan en una aspiradora potente, capaz de aspirar las partículas más finas, e incluso retirarlas desde los rincones más profundos de los sillones.

Un motor, un filtro y una bolsa

Mientras más potente sea el motor de la aspiradora, más cantidad de polvo podrá aspirar. Las aspiradoras clásicas tienen filtros que sólo guardan las partículas más grandes. Las evacuaciones de los ácaros, por ejemplo, entran y vuelven a salir con el aire.

De cualquier manera, trate de no aspirar antes de acostarse para que no corra el riesgo de respirar partículas suspendidas en el aire mientras duerme. Aspire de

● ● ● PARA SABER MÁS ─────────

> En la actualidad, existen sistemas de aspiración centralizada. El motor y el contenedor de polvo se instalan en una habitación que no se ocupe mucho (cuarto de lavado, bodega, sótano), luego se colocan contactos para conectar el tubo de la aspiradora en todas las habitaciones de la casa.

> Este sistema tiene muchas ventajas: es fácil de manejar, el contenedor de polvo es muy grande y sólo es necesario vaciarlo una o dos veces al año (de preferencia por una persona que no sea alérgica); ciertos sistemas cuentan con un dispositivo de ventilación

preferencia en las mañanas, con las ventanas abiertas.

Las reglas para elegir la aspiradora ideal

Varios criterios le permitirán elegir la mejor aspiradora.

Primero, la potencia; mientras más potente sea más fácilmente expulsará las partículas de polvo más diminutas. La potencia depende del número de watts del aparato. En la actualidad, se consiguen aspiradoras de más de 1000 watts de potencia.

Luego, la calidad del filtro; los aparatos que utilizan los filtros HEPA* retienen partículas tan minúsculas como ácaros y pólenes. Cuando compre su aspiradora, cerciórese de que el sistema de vaciado de la bolsa y de cambio del filtro sea práctico, de manera que usted no tenga que entrar en contacto con el polvo.

Por último, verifique que cuente con los accesorios necesarios para limpiar por todos lados (cepillos, boquillas, tubos, etcétera).

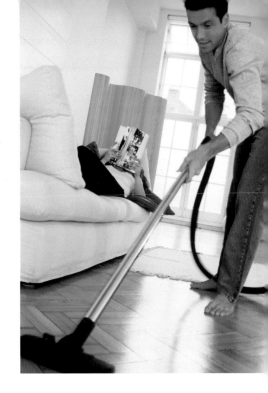

que envía hacia el exterior el aire aspirado pero ya sin polvo. Aunque estos aparatos ya están a la venta, todavía no se utilizan mucho.

 EN POCAS PALABRAS

* Una buena aspiradora debe tener una potencia que le permita aspirar las partículas de polvo más diminutas que se encuentran en los lugares más difíciles de alcanzar.

* Debe contar con un filtro HEPA.

* También existen sistemas de aspiración centralizada.

12 ordene, ordene, ordene...

Mientras más llena esté la casa de cachivaches, verdaderos nidos de polvo, más alto es el riesgo de presentar crisis alérgicas. Así que, anímese y deshágase de todo lo que no le sea útil.

Desempolve por arriba y por abajo: la mejor manera de evitar la acumulación de polvo es ordenando regularmente su casa. La limpieza debe ser profunda; hay que levantar cada objeto para limpiar por debajo y hay que mover cada mueble para limpiar el polvo que se acumula por detrás. Obviamente esta operación es mucho más fácil si su casa se encuentra libre de objetos inútiles.

Deshágase de lo que ya no use Elimine los objetos que se acumulan en sus repisas y en la parte superior de los muebles.

Si ama los libros y los discos, elija libreros con vitrinas, de esta forma el polvo no podrá entrar y acumularse entre estos. Además de que sus libros se deteriorarán menos.

Los libreros y los armarios son más fáciles de limpiar si llegan hasta el techo pues así no tiene que limpiar la parte de arriba.

En las recámaras, opte por una decoración *zen*; mientras más libre se encuentre la habitación en la que duerme, más sereno será su sueño y las crisis alérgicas llegarán con menos frecuencia.

●●● P A R A   S A B E R   M Á S

> **Evite los objetos y adornos muy recargados, los candelabros de techo y los muebles labrados que presenten hendiduras en las que el polvo se pueda acumular.**

> **Procure eliminar las molduras de los muros, techos y estatuillas.**

E N   P O C A S   P A L A B R A S

✳ Para facilitar la limpieza lo mejor es la sobriedad y el orden.

✳ Evite acumular objetos, libros, discos etcétera.

✳ Opte por una decoración zen.

13 renuncie a los detergentes

A veces, los productos de limpieza causan alergias. Si puede, no dude en reemplazarlos recurriendo a los viejos remedios de la abuelita.

Dermatitis de contacto: algunas personas padecen reacciones alérgicas en cuanto entran en contacto con ciertos productos de limpieza. Por lo general, se manifiestan por medio de alergias de contacto como eccema, dermatitis etc. La solución más simple es la mejor: abandone los detergentes y reemplácelos por productos hechos con recetas naturales que han probado su eficacia al paso del tiempo. También puede optar por los productos orgánicos, que contienen menos sustancias irritantes.

Remedios de antaño: En cuanto se percate de alguna reacción alérgica a un producto de limpieza, trate de usar equivalentes, ya que la composición de los productos no siempre es la misma.
No olvide los viejos remedios de la abuelita; por ejemplo: el cobre se puede limpiar frotándolo con medio limón, el caldo de judías verdes (ejotes) elimina las manchas de tinta y el agua de colonia quita las manchas de café.

● ● ● PARA SABER MÁS

> Evite los productos perfumados. Casi siempre contienen componentes químicos muy irritantes que provocan alergias. Opte por los productos rústicos que, aunque no contienen fragancias, evitan consecuencias desastrosas.

EN POCAS PALABRAS

* Algunas personas presentan alergias de contacto cuando usan productos de limpieza como detergentes, jabones etc.

* Experimente con diferentes marcas y pruebe los productos orgánicos, si no, recurra a los viejos remedios caseros: vinagre, jugo de limón, arcilla etcétera.

14

¿Se dispone a redecorar su casa? Es el momento de seleccionar cuidadosamente los productos que utilizará: pinturas, papel tapiz, barniz… recuerde que las crisis alérgicas pueden disminuir y presentarse cada vez menos si sigue algunas reglas.

¿redecoración? elija los mejores productos

En los muros y en las maderas

El gran problema de las pinturas y barnices es el número de compuestos orgánicos volátiles (COV) que contienen. Dichos compuestos son disolventes que se evaporan rápidamente y se difunden en la atmósfera. Las pinturas y los barnices siguen expidiendo sustancias irritantes durante un tiempo.

El formaldehído, por ejemplo, se utiliza mu cho para la fabricación de letreros de madera aglomerada, en las espumas aislantes, en los pegamentos y en los bar-

● ● ● P A R A   S A B E R   M Á S

> Si desea decorar su casa con papel tapiz, elija un papel liso, de preferencia lavable, pues se limpiará más fácilmente.

> Aunque los pegamentos para papel tapiz suelen contener un fungicida que frena la proliferación de hongos bajo el papel, tenga

mucho cuidado con los muros húmedos y fríos, pues la humedad puede condensarse bajo el papel y crear un nido de hongos invisible.

> Por último, si desea un entablado, cuide la calidad del pegamento que

nices. Durante los siguientes diez o quince años después de haber sido usado puede seguir expidiendo gases tóxicos. Los ésteres de glicol, que encontramos particularmente en las pinturas, también son nocivos. No se diga del pentaclorofenol, un fungicida muy utilizado en los productos que sirven para tratar la madera.

Pinturas ecológicas y pegamentos vegetales

Las pinturas de aceite son más ricas en COV que las pinturas de agua. Las pinturas ecológicas no contienen metales pesados ni ésteres de glicol.

También existen pinturas y barnices hipoalergénicos, que no contienen COV, por ejemplo, las pinturas a base de proteínas, de resina vegetal o sintética, la cal, las pinturas minerales, etcétera.

Para colocar las losas en el piso o en los muros, elija pegamentos a base de látex sin disolventes.

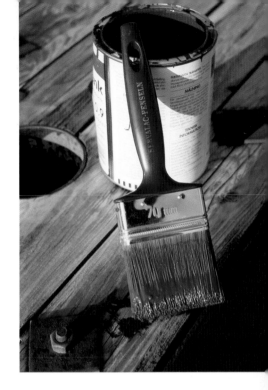

empleará y evite colocar las tablas de madera en paneles de isorel, ya que con frecuencia contienen formaldehído.

EN POCAS PALABRAS

* Si desea cambiar la decoración en casa, asegúrese de elegir los productos adecuados.

* Evite los productos que contengan COV.

* Elija pegamentos vegetales para colocar las losas del piso o para revestir sus paredes.

15 cuide su alimentación

Las alergias a los alimentos son cada vez más frecuentes. Ciertos alimentos llegan a provocar reacciones alérgicas graves, especialmente en los niños. Los alérgenos de los alimentos se propagan en todo el organismo y se manifiestan de diferentes maneras, por ello, es indispensable cuidar nuestra alimentación.

● ● ● PARA SABER MÁS

>No hay que confundir alergia alimentaria con intolerancia. A veces, no soportamos algún alimento y reaccionamos a él, sin embargo, el sistema inmunológico no pro- voca ningún proceso alérgico. Los síntomas son diferentes: dolor de cabeza y malestares digestivos.
> Sin embargo, alergias e intoleran- cia se complementan y se refuerzan mutuamente. Una persona alérgica puede presentar hipereactividad

¿Por dónde entran los alérgenos?

Los alérgenos penetran en el organismo de varias maneras: por medio de las vías respiratorias, por los ojos, por la piel o por medio de la ingestión. En todos los casos, es posible que la reacción alérgica se manifieste en el lugar del contacto (por ejemplo, eccema de contacto o conjuntivitis ocasionada por el polen, etc.) o por vía sanguínea.

Las alergias a los alimentos son las más engañosas pues provocan una reacción general en el organismo, es decir, hay manifestación cutánea, respiratoria, etc.

Desde chicos…

Los niños son los más expuestos a las alergias a los alimentos. Hasta los bebés en periodo de lactancia pueden desarrollar una alergia si la leche materna contiene ciertas proteínas alergénicas provenientes de la alimentación de la madre.

En la mayoría de los casos, si se vigila la alimentación del niño durante los primeros años de vida, la alergia disminuye y

digestiva, lo que lo volverá aún más sensible que los demás a los productos que no estén frescos o a los componentes químicos.

termina por desaparecer antes de que éste cumpla 10 años.

Se sabe también que un niño cuyos padres son alérgicos tiene 50% de heredar la alergia, mientras que si únicamente uno de los progenitores es alérgico, el porcentaje baja a 33%. Si ninguno de los padres es alérgico la probabilidad de que el niño lo sea es de 10%. Por ello, en el primer caso, los médicos aconsejan dar el pecho al niño por lo menos los primeros tres meses, luego cambiar a una fórmula hipoalergénica, enriquecida con probióticos (los cuales favorecen el buen desarrollo del sistema inmunológico). Los alimentos más peligrosos (como el huevo y la leche…) no deben darse antes del primer año.

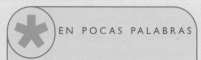

EN POCAS PALABRAS

* Las alergias alimentarias provocan reacciones en todo el organismo, a veces estas reacciones son muy graves.

* Las alergias afectan más a los niños, e incluso a los bebés, que los adultos.

* No hay que confundir alergia alimentaria con intolerancia, incluso si estos dos tipos de reacciones llegan a mezclarse.

16

consuma
alimentos
orgánicos

Las personas que padecen alergias a los alimentos
son más sensibles a ciertos componentes químicos
que pueden llegar a provocar reacciones graves.
Para estar seguros de evitar al máximo los aditivos
y colorantes artificiales lo mejor es comer
productos orgánicos.

Sazonadores nocivos

Los alimentos industrializados están
enriquecidos con sustancias químicas
como aromatizantes, emulsionantes,
edulcorantes, espesantes, saborizantes,
conservadores, antioxidantes etc.
Algunas personas no los soportan y presentan crisis alérgicas cuando llegan a
ingerirlos. Estos aditivos suelen agravar
los síntomas que los sujetos sensibles a
ciertos alimentos presentan. Para solu-
cionar este problema, lo más conve-

●●● P A R A   S A B E R   M Á S ─────────────

> Existen también plantas medicinales *orgá-
nicas*. Pruébelas si necesita someterse a un
tratamiento de fitoterapia (remedio muy
común para tratar ciertas alergias) o si acostumbra tomar infusiones por las noches.
Estas plantas están libres de tratamientos

químicos o ionizaciones. Deben se-
carse y conservarse en lugares que
no hayan sido construidos con materiales que puedan expedir gases
nocivos. Las vigas de madera de los
almacenes no pueden ser tratadas

niente es comer sólo alimentos naturales u orgánicos.

Abonos químicos, pesticidas, transgénicos ionizados…

En la actualidad encontramos productos orgánicos por doquier: frescos (carne, verduras, huevos, leche y productos lácteos), congelados (sobre todo carnes y verduras) y productos industriales (pasta, galletas, pan), entre otros. El distintivo *orgánico* nos permite identificarlos. Este último se autoriza después de que organismos oficiales llevan a cabo verificaciones muy rigurosas. De esta manera se corrobora que el alimento se ajusta a las condiciones de cultivo y crianza orgánicos.

Sin embargo, no olvide que comer productos orgánicos, no lo exenta de cuidarse de los alimentos que le provocan alergia. Es decir, que si usted es alérgico a los cacahuates (maní), aunque coma cacahuates *orgánicos* seguramente presentará una crisis.

con fungicidas químicos… El distintivo *orgánico* le garantiza que no encontrará tal tipo de residuo químico en el fondo de su taza.

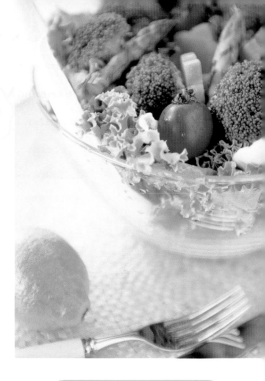

EN POCAS PALABRAS

* Los aditivos en los alimentos pueden provocar alergias.

* Para evitarlos, lo mejor es comer productos orgánicos.

* Los alimentos orgánicos tienen una etiqueta que indica que lo son, esto garantiza que el producto se ha sujetado a las estrictas condiciones que imponen la agricultura y la crianza orgánica.

Los cacahuates, la leche de vaca, el trigo, los huevos, el pescado, los mariscos y las fresas ocupan los primeros lugares de la lista de alergénicos. Los niños y los adultos reaccionan de manera diferente a los alérgenos alimentarios.

17

cacahuates, fresas, leche y mariscos

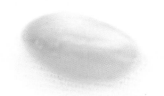

Para cada edad, un síntoma

En el mundo se han realizado numerosos estudios con el fin de identificar los alérgenos alimentarios más comunes. Por lo general, en cada país existe un centro de investigación en alergología que se encarga de agrupar los datos que los médicos proporcionan.

●●● PARA SABER MÁS ——————

> La intolerancia al gluten no es realmente una alergia aunque está directamente relacionada con el mecanismo inmunitario. Es una enfermedad autoinmunológica que provoca malestares digestivos que pueden llegar a ser graves (nauseas, vómitos, diarreas, inflamación, dolor, etc.) El gluten es uno de los componentes de los cereales, por lo que lo encontramos en los alimentos que los contienen como las pastas, el pan, las galletas etc. Sin embargo, también se encuentra en los pescados empanizados, en diversos tipos de embutidos

Lea cuidadosamente las etiquetas

Para los adultos, las que ocupan el primer lugar son las frutas silvestres rojas (ciruela, fresa), luego las que pertenecen al grupo látex como la palta (aguacate), el plátano (la banana), y el kiwi (quivi), los umbelíferos (perejil, zanahoria, girasol, etc.), las frutas secas, la clara de huevo, el ajonjolí (sésamo), los cacahuates (maní), los mariscos, etc.

En cuanto a los niños el principal alimento causante de alergias es la clara de huevo. Le siguen los cacahuates, la leche de vaca, la mostaza, el pescado, las nueces y los mariscos. Si su hijo presenta manifestaciones alérgicas es necesario identificar la causa, empiece por su alimentación. Primero elimine los alimentos que se conocen por ser los más peligrosos, luego vaya dándoselos nuevamente, uno por uno, dejando pasar un par de días antes de darle uno nuevo.

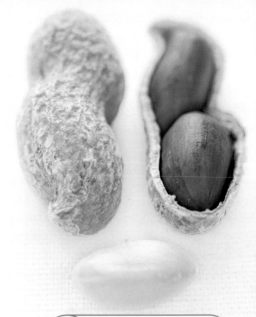

industriales, en algunos productos lácteos y en la cerveza. La forma más eficaz de combatir este padecimiento es dejar de comer alimentos que contengan gluten. Las tiendas naturistas venden productos sin gluten, inclusive para bebés.

EN POCAS PALABRAS

* Niños y adultos reaccionan de diferente manera al mismo alimento.

* Los alimentos más riesgosos para los niños son: la clara de huevo, los cacahuates, la leche de vaca y la mostaza; mientras que para los adultos son las fresas, los kiwis, los plátanos, la palta (aguacate), etcétera.

*La intolerancia al gluten no es realmente una alergia, se trata más bien de una enfermedad autoinmunológica.

18

vaya al dentista

El mercurio de las amalgamas dentales puede llegar a intoxicarnos lentamente y provocar una reacción alérgica. Al contacto con la saliva, las amalgamas expiden gases de mercurio que nos tragamos y que a la larga nos provocan alergias persistentes. Existen varias soluciones.

Un millón de veces la dosis máxima

¡Claro que no todas las alergias las provocan las amalgamas! Sin embargo, una lenta intoxicación provocada por el mercurio de las amalgamas puede llegar a provocarnos reacciones alérgicas recurrentes. En algunos países, la comunidad médica y científica aún se muestra reticente ante esta idea, mientras que en otros países, como Japón o Suecia, el uso de amalgamas es limitado e incluso llega a prohibirse.

Dos microgramos (μg) de mercurio en un litro de agua son suficientes para volverla tóxica, mientras que un organismo humano puede soportar hasta 50 μg de arsénico sin presentar algún daño. Las amalgamas típicas pesan en promedio 2 g, uno de ellos de mercurio.

Antes, se pensaba que las amalgamas eran perfectamente impermeables y que no había posibilidad de fuga, aun después de varios años, sin embargo numerosos estudios han demostrado que existen fugas en forma de iones o de gas de mercurio.

Dolor de cabeza, cansancio y alergias

Algunas personas son más sensibles a estas fugas que otras, esto se debe, tal vez, a la composición química de su propia saliva y a la interacción con otros elementos bucales.

En las personas más vulnerables, la intoxicación se manifiesta por medio de dolores de cabeza, cansancio crónico y… ¡crisis alérgicas!

Si no encuentra la causa de su alergia consulte a un médico que conozca este problema. Seguramente le aconsejará remplazar sus amalgamas por porcelanas, incrustaciones de oro, amalgamas de cemento y vidrio o resina, incluso por implantes dentales en ciertos casos.

Durante el cambio de una amalgama, se emiten abundantes cantidades de gases de mercurio, por lo que la operación debe llevarse a cabo en condiciones precisas.

● ● ● PARA SABER MÁS

> Tome complementos alimenticios que protejan su organismo de los efectos nocivos del mercurio, por ejemplo, el selenio o la vitamina C. También puede tomar un tratamiento de desintoxicación de metales pesados. Esta "terapia de quelación o limpieza arterial" consiste en inyectar en el organismo micronutrientes capaces de absorber el mercurio y de expulsarlo. Esta terapia debe practicarse por un médico titulado y puede durar varios meses, incluso varios años. El porcentaje de metales pesados que se queda en el organismo puede verificarse por medio del análisis de un cabello.

EN POCAS PALABRAS

∗ El mercurio es un metal muy tóxico.

∗ Las amalgamas a veces emanan gases e iones de mercurio, tóxicos para el organismo.

∗ Si padece alguna alergia recurrente, consulte a un dentista que conozca el problema y que pueda remplazarle sus amalgamas por incrustaciones hechas con otros materiales.

19

consulte a su médico

En caso de alergia es necesario acudir a un médico. Esta enfermedad no debe tomarse a la ligera, incluso cuando los síntomas no sean tan severos. Antes de elegir un remedio, hay que identificar las razones de la alergia y conocer los tratamientos existentes.

Antes de nada hay que diagnosticar

La alergia no es una enfermedad benigna. Es difícil diagnosticarla pues se manifiesta de muchas formas. Sólo el médico puede interpretar los síntomas, hacer un diagnóstico y ocasionalmente llevar a cabo pruebas para identificar el o los alérgenos que ocasionan la enfermedad. Una vez que ha efectuado este paso, usted se encarga de la enfermedad. Cualquiera que sea la gravedad de su alergia, es indispensable que adopte

●●● PARA SABER MÁS

> Algunas personas presentan reacciones alérgicas a ciertos medicamentos; principalmente a la aspirina, al ibuprofeno, a algunos antibióticos y a ciertos antiinflamatorios.

> En cuanto se detecte esta sensibilidad hay que abstenerse de tomarlos e informarles a los médicos.

hábitos higiénicos y mantenga una vida saludable. Estas medidas resultan suficientes para controlar algunos casos, en cambio, otros requieren, además, tratamientos médicos.

Los tratamientos más comunes

Los antihistamínicos suelen prescribirse para combatir la rinitis y la conjuntivitis alérgicas. Aunque producen somnolencia, disminuyen la producción de histamina. La cortisona y sus derivados se prescriben en los cuadros más graves, principalmente en caso de asma, sin embargo causan numerosos efectos secundarios, en especial en niños. Entre los broncodilatadores más comunes, encontramos los beta-2 miméticos, que relajan los músculos de los bronquios y eliminan la sensación de asfixia.

Los medicamentos son cada vez más precisos y se dosifican mejor, esto limita los efectos nocivos y aumenta su eficacia y practicidad.

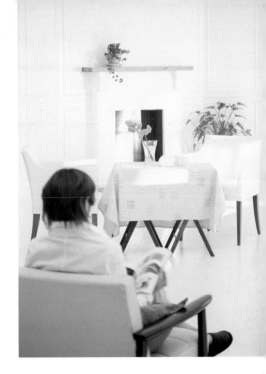

> Los medicamentos betabloqueadores, que combaten ciertos problemas cardiovasculares, llegan a provocar problemas respiratorios en personas asmáticas. Aunque en estos casos no existe propiamente una alergia, más vale abstenerse de estos medicamentos.

 EN POCAS PALABRAS

* La alergia no es una enfermedad benigna.

* Hay que consultar siempre un médico, quien podrá efectuar una prueba de detección o diagnóstico para identificar el alérgeno.

* El recurrir a tratamientos médicos no nos impide adoptar buenos hábitos y mantener una vida saludable.

20 enfrente situaciones de emergencia

Las alergias no previenen, una persona alérgica puede manifestar reacciones muy severas y violentas de improviso. Es necesario estar preparado, uno nunca sabe...

Conserve la calma y la serenidad: para poder conservar la calma en cualquier situación, las personas alérgicas deben prepararse para lo peor. Los dos mayores riesgos son el choque anafiláctico (síntoma general gravísimo) o el angioedema o edema de Quincke en la garganta (pues se corre el riesgo de asfixiarse por obstrucción). Tanto uno como el otro aparecen de repente, posteriores a una picadura de un insecto venenoso o a la ingestión de algún alimento alergénico como los cacahuates.

Picazón en los labios, hinchazón de lengua: si siente que los labios le pican, si tiene la impresión de que la lengua se le hincha o si de repente presenta grandes erupciones cutáneas, no espere más y llame a un servicio de emergencia. En caso de desmayo, recueste de costado a la persona mientras llega la ayuda. Si se trata de un edema en la garganta, mantenga a la persona sentada para que pueda respirar más fácilmente.

● ● ● PARA SABER MÁS

> En la actualidad existe un medicamento de emergencia en caso de choque anafiláctico. Es una pluma-jeringa de insulina, que permite una inyección rápida sin necesidad de usar jeringa. Este producto se encuentra disponible en las farmacias de hospitales y permite que los médicos actúen más rápidamente.

EN POCAS PALABRAS

* El choque anafiláctico y el edema de Quincke son las reacciones alérgicas más graves servicios de emergencia.

* Síntomas: picazón en los labios, hinchazón de la lengua, dificultad al respirar, náuseas etcétera.

testimonio

vivo sin problemas con mi alergia

"Me llegó de repente, en primavera, durante un día de campo con mis padres. Tenía casi 15 años. Comencé a estornudar sin parar, la nariz me empezó a escurrir como regadera, los ojos no dejaban de llorarme…Al cabo de una hora, no podía respirar bien y los ojos se me habían hinchado tanto que ya no podía abrirlos. Se trataba de una reacción alérgica al polen de las gramíneas que se manifestó de repente. Durante varios años, a mediados de primavera los síntomas se presentaban. Luego empecé a reaccionar a otras cosas; ya no podía dormir con mi almohada de plumas, no podía oler flores ni acariciar gatos… tuve que adaptarme. Aprendí a evitar ciertos lugares en ciertas épocas, a elegir mis vacaciones en función de estos criterios, a llevar conmigo, cuando salía de viaje, mi almohada sintética. Con los años, los síntomas se han atenuado. Actualmente vivo bien con mi alergia. Las crisis no son frecuentes y siento cuando se van a presentar, así que rápidamente identifico lo que me está provocando la reacción y me alejo de inmediato. Pues finalmente esta es la mejor solución."

21 >>>

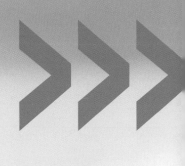

>> **Las vías respiratorias constituyen la vía de ingreso ideal para las reacciones alérgicas.** Entre la rinitis y el asma se dividen una gran parte de las alergias comunes. Si a esto le agregamos las conjuntivitis abarcamos casi la mitad del problema.

>>>> **Para disminuir las crisis,** impedirlas, o por lo menos mejorar la eficacia de los tratamientos médicos, adopte todas las medidas de prevención que guste.

>>>>> Además de su tratamiento básico, cuyo objetivo es regular su funcionamiento inmunológico, también puede curar sus síntomas alérgicos recurriendo a medicinas alternativas.

Programa: homeopatía, plantas, ejercicio, relajación, etc.

40
CONSEJOS

21

atenúe sus síntomas

¿Padece de asma, de rinitis o de conjuntivitis?

En efecto, hay que empezar por identificar el alérgeno culpable y tratar de regular la exagerada reacción de su sistema inmunológico. Sin embargo, esto no le impide atenuar los síntomas. Para ello, hay que aprender a identificarlos correctamente...

¿Le fluye la nariz?

La alergia puede manifestarse en diferentes ámbitos, en el inmunitario, donde se instala el desequilibrio primario o en el ámbito local, donde se declara el síntoma. Por ello, las alergias deben tratarse de manera global. Por lo tanto, hay que atacar los síntomas. La rinitis alérgica suele manifestarse de manera intempestiva. Primero, un líquido claro escurre de la nariz. La rini-

● ● ● PARA SABER MÁS ─────────

> En el ámbito ocular, las alergias provocan conjuntivitis, en ocasiones muy severas; los ojos lagrimean excesivamente, se ponen rojos y arden. Luego, se siente como si se tuviese arena debajo de los párpados.

Cuando la conjuntivitis persiste se desata la infección, en este caso la secreción se vuelve más espesa y pegajosa.

tis también se acompaña de estornudos violentos y la picazón llega incluso hasta la garganta provocando una tos seca. La rinitis alérgica por lo general se presenta por temporadas y los síntomas disminuyen tan inesperadamente como llegaron, en cuanto el alérgeno responsable desaparece.

¿Problemas para respirar?

Otro síntoma es la obstrucción de los bronquios. El asma afecta a millones de personas en el mundo y la cifra sigue creciendo.

Al principio cuesta trabajo respirar, como si los bronquios estuvieran obstruidos. Se siente como si nos oprimieran el pecho, los conductos bronquiales se encogen, los músculos de la caja torácica se contraen tratando de expulsar el aire que contienen los pulmones, pero no lo logran, finalmente, la respiración se vuelve espasmódica. Si la crisis persiste, las mucosas que cubren las paredes de los bronquios secretan un moco que obstruye aún más las vías respiratorias, se comienza a toser y después el cuadro inflamatorio se generaliza. En ocasiones, este cuadro (ya bastante grave) se puede volver infeccioso.

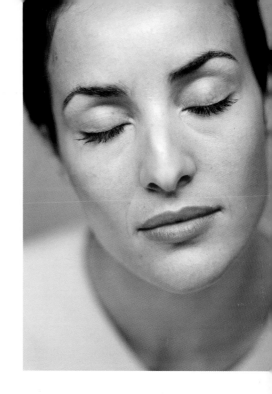

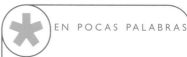 EN POCAS PALABRAS

* Para aliviar una alergia hay que conocer bien sus síntomas.

* Una rinitis alérgica se manifiesta por medio del goteo nasal y una serie de estornudos.

* El asma provoca dificultad al respirar debido a la inflamación de los bronquios.

22

hágase una prueba kinesiológica

Este enfoque energético occidental permite detectar el alérgeno responsable de los desórdenes, incluso permite *reeducar* al organismo para que aprenda a aceptarlo. Aunque este método no convence a todo el mundo, cuenta con varios adeptos y se sustenta en sus exitosos resultados.

El descubrimiento del doctor Goodheart

Estudiando la medicina china, un quiropráctico americano, el doctor. Goodheart, se dio cuenta de que ciertos músculos se relacionan con los meridianos de acupuntura y por lo tanto con los órganos que, a su vez, están conectados con éstos. Esto le hizo pensar que *interrogando* los músculos podría obtener respuestas provenientes del sistema energético.

● ● ● PARA SABER MÁS ────────

> La kinesiología posee una vertiente más terapéutica. Igual que la medicina energética china, este método considera que todas las enfermedades provienen de un desequilibrio energético. Los síntomas visibles no son más que la manifestación material.

> Trabajando el sistema energético por medio de los puntos de acupuntura, el terapeuta *reprograma* el organismo y borra las huellas de su sensibilidad alérgica. Para esto, utiliza manipulaciones suaves.

Desde entonces, las pruebas o evaluaciones kinesiológicas han avanzado mucho. El principio es simple: hay que estirar un brazo para tensar los músculos. Esta tensión muscular se debilita por diversos factores como el estrés o un bloqueo articular, o también por el efecto de los masajes energéticos. Ahora bien, según los expertos en kinesiología, el organismo identifica los mensajes energéticos de las sustancias capaces de provocarle reacciones patológicas.

Alérgenos en frascos

Ejemplo: se pone de pie, con los brazos estirados frente al terapeuta, éste le coloca en la mano un frasco que contiene una sustancia muy tóxica. Su sistema energético *reconoce* la toxicidad de esta sustancia y su tensión muscular se debilita. Si el terapeuta oprime su brazo, la resistencia será menor y su brazo bajará casi sin esfuerzo.

La práctica es similar en caso de alergia; únicamente se remplaza el frasco de sustancia tóxica por frascos de alérgenos: pelos de animales, pólenes, polvo, etc. Cuando sujeta con su mano un frasco con un alérgeno que le causa reacción el tono muscular se debilita y hace que su brazo ceda bajo la presión; ésta es una manera sencilla de detectar alérgenos y protegerse mejor.

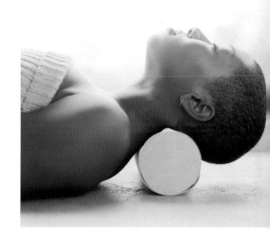

 EN POCAS PALABRAS

* La kinesiología se basa en el mismo principio que la medicina china: toda alergia es desencadenada por un desequilibrio energético.

* Una sencilla evaluación muscular permite identificar los alérgenos y una serie de manipulaciones suaves *reprograman* el sistema energético.

23

recurra a la homeopatía

La homeopatía es un arma magnífica para combatir las alergias en general y en particular los síntomas respiratorios. Sin embargo, cada paciente constituye un caso único que requiere su propio método de curación. El médico recurre a una serie de perfiles típicos para conocer la enfermedad de su paciente.

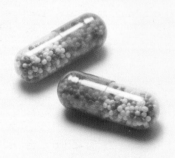

Un terreno especial

La homeopatía no cura una enfermedad, sino a un enfermo. La gripe, por ejemplo, puede curarse con más de media docena de medicamentos comunes y corrientes que cualquier médico indicará en función de los síntomas, su personalidad y su comportamiento.

El conjunto de estas características se conoce como terreno. Esta noción es particularmente importante en el ám-

●●● PARA SABER MÁS ────────

> Los perfiles surgieron junto con la medicina homeopática. Su fundador, Samuel Hahnemann, notó que una sustancia diluida al máximo, curaba los efectos que provocaba en dosis más grandes. La dilución de café, por ejemplo, cura el insomnio que el exceso de café provoca. Experimentó con todas las sustancias de la farmacopea de su época para identificar sus efectos y saber lo que podían

bito de las alergias, pues cada quien expresa su hipersensibilidad inmunitaria a su manera. Para conocer mejor este terreno, el médico homeópata suele guiarse con los perfiles homeopáticos, es decir cuadros específicos relacionados en los que se han aplicado los principales remedios.

Aconitum, Pulsatilla, Licopodium

Un paciente que presenta un cuadro *Aconitum*, por ejemplo, presenta fobia a las multitudes. Al menor signo de estrés su garganta se cierra. No soporta el miedo a morir. Si este paciente se vuelve alérgico, con seguridad manifestará su enfermedad por medio de desórdenes respiratorios y las crisis de asma serán particularmente angustiantes.

El enfermo que presenta un cuadro *Pulsatilla*, es alguien muy emotivo. Llora por cualquier cosa. Es muy sensible a las infecciones. Con frecuencia tiene las mucosas congestionadas. Sus alergias se manifiestan inicialmente como una simple rinitis, que después se vuelve inflamatoria e infecciosa.

En cuanto a las personas con cuadro *Lycopodium*, podemos decir que tienen una digestión lenta y laboriosa. Les cuesta trabajo despertarse por las mañanas y más vale no molestarlas mientras desayunan. Se caracterizan por ser más bien pesimistas y tienden a ensimismarse. En cuanto a las alergias, el paciente presentará desórdenes alimenticios o problemas de piel.

En cuanto el médico identifique el perfil que le corresponde, podrá prescribirle los medicamentos correspondientes con el fin de corregir los defectos de este terreno básico.

curar si las diluía. Los perfiles se fueron creando gracias a estas observaciones, sorprendentemente rigurosas, que los médicos homeópatas utilizan aún en la actualidad.

EN POCAS PALABRAS

* Para un médico homeópata cada paciente es único.

* Los perfiles homeopáticos son muy útiles, sobre todo en el ámbito de las alergias, ya que éstas se manifiestan de manera individual.

24

los mejores tratamientos contra el asma

Un buen tratamiento homeopático consiste en asociar por lo general un tratamiento básico y uno para las crisis, adaptado a los síntomas que presenta el paciente. En el caso de asma, los medicamentos dependen de varios factores que sólo un médico competente puede valorar en su conjunto.

Histamina en dosis homeopáticas…

El primer medicamento es una dilución de histamina, destinada a disminuir la producción de esta misma sustancia. *Poumon Histamine* es uno de los medicamentos básicos de cualquier tratamiento homeopático contra las alergias respiratorias.

Luego, todo depende de sus síntomas. Si presenta asma seca, acompañada de tos

●●● P A R A   S A B E R   M Á S

> Observe sus síntomas: la intensidad de los mismos, las condiciones que los favorecen o que los atenúan, etc. Estos datos ayudarán al médico a prescribirle el medicamento más adecuado para su caso.

> Fíjese a qué hora del día aparecen sus síntomas o en qué momento se agravan, en caso de que esto pase por las mañanas, al despertar, por ejemplo, el médico le prescribirá *Lachesis* o *Nux vomica*; por el contrario, si se intensifican durante la noche le mandará, por ejemplo, Phosphorus (que deberá tomarse alrededor de

irritante pero sin secreción, se le prescribirán medicamentos como el *Aconitum napellus* (si es una persona muy ansiosa), *Spongia* (si tiene la nariz y la garganta extremadamente sensibles), *Ipeca* (si se ve pálido, tiene ojeras y náuseas), o *Moschus* (si al mismo tiempo que las crisis de asma presenta taquicardias).

Cuando existen secreciones durante las crisis se habla de asma húmeda y el medicamento más usado es el *Coccus cacti*.

No haga esfuerzos

En algunas personas las crisis se presentan después de haber hecho grandes esfuerzos (*véase* Consejo 32). Para combatir este tipo de asma, existen medicamentos como el *Ignatia*, el *Cuprum metalicum*, etc.

Por último, para el asma infantil existen medicamentos específicos. Para los niños muy iracundos y agresivos, los homeópatas prescriben con frecuencia la *Chamomilla* y para los niños muy sensibles el *Causticum*.

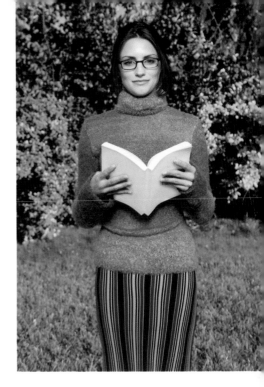

las 10:00 de la noche), ***Arsenicum album*** (para las 2:00 de la mañana), ***Natrum sulfuricum*** (para las 5:00 de la mañana).

> **El asma es una enfermedad grave que necesita un cuidado serio. Un médico homeópata competente es el único que puede prescribirle un tratamiento eficaz.**

EN POCAS PALABRAS

* Un buen tratamiento homeopático siempre asocia un tratamiento básico y uno para las crisis.

* Este último depende de los síntomas.

* Existen medicamentos adaptados especialmente para el asma infantil.

25 ¡deje de estornudar!

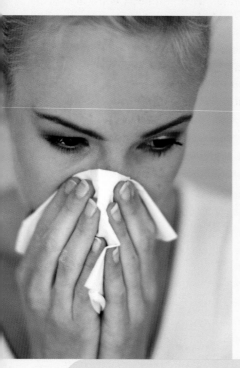

La nariz escurre como regadera, los estornudos llegan como balazos, los ojos no paran de llorar... la rinitis alérgica es un padecimiento poco severo pero sus síntomas son realmente molestos y desagradables.

Un tratamiento homeopático puede mejorar considerablemente su estado con la condición de elegir los medicamentos que más le convengan.

> La anosmia prolongada suele ceder con *Pulsatilla*.
> Si la anosmia está relacionada con una desviación del tabique nasal lo mejor será tomar *Sanguinaria*.

● ● ● PARA SABER MÁS

> Las alergias respiratorias suelen provocar una pérdida parcial o total del olfato. En esos casos se habla de anosmia..

¿Cosquillas o comezón?...

Un pañuelo en la mano, nariz roja, voz gangosa, oídos tapados... así de mal lucen las personas que sufren de rinitis alérgica.

De hecho, es una afección bastante perturbadora que llega a durar largas semanas. Para disminuir las crisis estacionales, con frecuencia causadas por el polen, se prescribe una dilución de varios pólenes: *Pollen 30 CH*, en pequeñas dosis. Luego, la elección de otros remedios dependerá de cómo se manifiesten sus crisis.

He aquí algunos ejemplos: si le gotea la nariz pero no se le irritan los ojos ni los orificios nasales y tiene la voz enronquecida, el medicamento que lo calmará seguramente será el *Allium cepa* (dilución homeopática de cebolla); en cambio si el goteo nasal es irritante, al punto que el paladar le pica y tiene comezón en las orejas, entonces necesitará *Arundo donax*.

¡Achú! ¡Achú!

También intervienen otros factores: los estornudos. Si son muy frecuentes y provocan crisis de tos seca lo mejor será tomar *Naphtalinum*. Pero si estos estornudos son crónicos y se siente cansado, como si estuviera resfriado, puede tomar *Pulsatilla*, *Hydrastis* o *Kali phosphoricum* (sobre todo si se siente mejor en lugares frescos), *Sabadilla*, *Nux vomica* o *Kali muriaticum* (si se siente mejor en una habitación cálida).

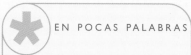

EN POCAS PALABRAS

* Las rinitis alérgicas provocan síntomas molestos y desagradables.

* Pueden aliviarse con medicamentos homeopáticos que se prescriben en función del grado de irritabilidad y de la cantidad del goteo nasal.

* Los estornudos o la pérdida del olfato pueden aliviarse con otros medicamentos.

>Si la anosmia provoca obstrucción espesa y pegajosa, lo más indicado es tomar *Kali Bichromicum*.

26

purifique el aire de su casa

El aire que respiramos en las casas no sólo está contaminado por innumerables sustancias, sino que está saturado de millones de gérmenes bacterianos y virales. Para evitar cualquier riesgo de contaminación, aunque sea mínimo, más vale purificar la atmósfera con aceites esenciales.

¡Viva el aire puro!

Nada mejor para las personas que padecen alergias respiratorias que el aire puro y sano para disminuir los riesgos que corren de contaminarse con algún microbio o virus, factor que, aunado a la fragilidad respiratoria que presentan, los perjudicaría aún más.

Existe una forma sencilla, agradable y eficaz de lograrlo: difundir en el aire aceites esenciales. Los extractos son concentrados de plantas aromáticas que tienen propiedades medicinales, principalmente desinfectantes. La mayor parte de los

●●● PARA SABER MÁS ─────────

> Ciertos aceites esenciales podrían provocar alergias en algunas personas extremadamente sensibles. Evite las esencias de canela, de melisa, de vainilla, de valeriana, de jengibre y de naranja o, por lo menos, haga una prueba antes de usarlos. Para ello, respire durante un segundo directa-

mente del frasco abierto, luego espere unas horas para verificar que la inhalación del aceite no le haya provocado alguna reacción.

> Elija aceites esenciales de buena calidad, 100% puros, naturales y de preferencia orgánicos.

aceites esenciales tienen propiedades antibióticas. Los microbios no resisten el contacto directo con estas sustancias.

Adquiera un difusor de aceites esenciales. Son pequeños aparatos eléctricos, discretos, en los que se vacían unas cuantas gotas de aceites esenciales mezclados, que se difunden en la atmósfera en gotitas microscópicas. Los mejores aparatos son aquellos que no calientan los aceites, pues el calor disminuye algunas propiedades.

Elija los aceites adecuados

Prepare usted mismo la mezcla de aceites según sus gustos. Algunos, como la lavanda, el neroli, el sándalo, etc., se caracterizan por su agradable fragancia. Otros, como el tomillo, la albahaca, la bergamota, etc., poseen aromas más intensos. Experimente con diversas mezclas hasta encontrar la que más le guste. Luego varíe los aromas en función de la hora del día. Ciertos aceites tonificantes, como el limón, la menta y la verbena se aconsejan por la mañana; los que poseen propiedades sedantes, como el palo de rosa, la camomila y el jazmín lo ayudan a conciliar el sueño.

Por último, existen aceites que ejercen una acción directa en el sistema respiratorio, calmando inflamaciones pulmonares, desinfectando las vías aéreas superiores, entre ellos encontramos el eucalipto, el pino y el orégano.

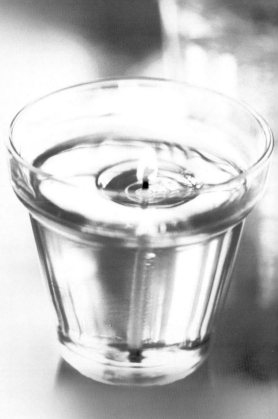

 EN POCAS PALABRAS

∗ La difusión de aceites esenciales en la atmósfera del hogar purifica el aire de manera simple, agradable y eficaz.

∗ Elija aceites en función de sus preferencias, del momento del día y de su sensibilidad a los mismos.

27 recurra a la fitoterapia

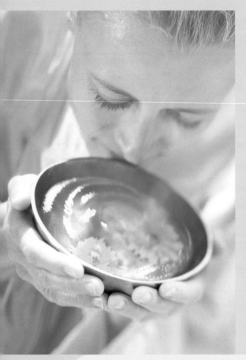

Las plantas medicinales suelen ser muy útiles para aliviar los síntomas de las alergias respiratorias y no son agresivas para el organismo.

El pino, el malvavisco o la violeta, entre otros, calman las irritaciones de los bronquios y de las mucosas.

Se aconseja su consumo después de las crisis, para acelerar el restablecimiento.

> Ambas poseen virtudes béquicas (alivian las irritaciones y las inflamaciones). Por lo general se consumen juntas.

● ● ● PARA SABER MÁS

> Recurra también a dos pequeñas flores muy discretas: la violeta y la verónica.

El malvavisco, un gran emoliente

Planta de la familia de las malváceas, que crece en las riberas de regiones húmedas. Contiene un mucílago que posee extraordinarias propiedades emolientes, pues calma rápidamente las inflamaciones de las mucosas y de los pulmones. Sus flores y, en especial, sus raíces (finamente picadas) se utilizan para hacer infusiones. Es excelente para calmar la rinitis y cualquier tipo de tos persistente. Para preparar su infusión, necesita 30 g de raíces y de flores por cada litro de agua hirviendo. Déjela reposar durante 10 minutos y cuélela. Puede tomar tres tazas grandes al día y endulzarlas con miel.

El pino: tranquilidad garantizada

Los brotes de pino contienen un aceite esencial que apacigua los estados de irritación y de inflamación. Es ideal para aliviar problemas de los bronquios y de las vías aéreas superiores originados por alergias, como las rinitis y las obstrucciones que se dan tras las crisis de asma comunes y no muy severas.

Para preparar una tisana de pino, agregue 2 cucharadas de brotes en 1/2 litro de agua fría. Deje hervir 5 minutos y cúbrala para evitar que los principios activos se evaporen. Recupere las gotas que se quedaron adheridas en la tapa: son las más ricas. Deje enfriar y beba 2 tazas por día endulzadas con miel.

> Necesita 15 g de cada flor por cada litro de agua hirviendo. Déjelas infundir durante 10 minutos, cuele y endulce con miel. Beba tres tazas al día.

EN POCAS PALABRAS

* Algunas plantas son muy útiles para aliviar bronquios, mucosas u otros tejidos respiratorios inflamados por las crisis alérgicas.

* El malvavisco y el pino se encuentran entre las más eficaces.

* No olvide dos pequeñas flores discretas: la violeta y la verónica.

28 alivie sus ojos

Si tiene los ojos irritados por el polen, el polvo o los pelos de gato no lo dude más, recurra al aciano y a la vid roja.

Para los ojos llorosos: el aciano se utiliza desde hace siglos para calmar la irritación de los ojos. Esta delicada y pequeña flor azul crece en los campos. Sus propiedades curativas y calmantes, al igual que las del llantén, son innegables. Para fabricar un colirio de aciano, ponga a hervir en un litro de agua fría 20 g de hojas de llantén y 20 g de flores de aciano. En cuanto la mezcla empiece a hervir, retírela del fuego y déjela enfriar por completo. Cuélela cuidadosamente y utilícela en compresas o en colirio.

Para el enrojecimiento de ojos: la vid roja es una planta que favorece el sistema vascular. Alivia las irritaciones oculares restableciendo la circulación sanguínea en estos delicados tejidos tan irrigados. Prepare una loción con 3 cucharadas grandes de hojas de vid roja, luego póngalas a hervir en 1/2 litro de agua fría. En cuanto la mezcla empiece a hervir, retírela del fuego y déjela enfriar, luego cuélela y úsela igualmente en compresas o en colirio.

●●● PARA SABER MÁS

> **El arándano también es un buen remedio para los ojos; es astringente, suavizante y antiséptico. Ponga 2 cucharadas grandes de hojas y de bayas en 1/2 litro de agua hirviendo, deje infundir durante 10 minutos, cuele y use la mezcla como loción.**

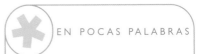

✳ EN POCAS PALABRAS

✳ El aciano es conocido por sus propiedades curativas.

✳ La vid roja calma los ojos mejorando la circulación sanguínea de éstos.

29 recurra a la acupuntura

La medicina china también propone tratamientos para las alergias. Las agujas de acupuntura suelen dar excelentes resultados…

Problema de origen hepático: en el enfoque energético chino, la mayoría de las alergias respiratorias están relacionadas con un desequilibrio del hígado. Los médicos occidentales consideran que este órgano, además de tener una función digestiva, constituye un potente filtro. Los médicos chinos aseguran que el hígado regula la circulación y la repartición de energía en los diferentes meridianos. Por esa razón, dirige nuestras diferentes reacciones defensivas contra el mundo exterior.

En el rostro o entre los omóplatos: las alergias se deben a un exceso de energía en el meridiano del hígado. Para aliviarlas, el acupunturista debe dispersar esta inadecuada acumulación. Para lograr esto, coloca las agujas en diferentes puntos situados en dirección al meridiano del hígado. También puede estimular puntos específicos, por ejemplo, el rostro, a los lados de la nariz o entre los omóplatos, parar aliviar rápidamente los síntomas.

● ● ● PARA SABER MÁS
> Existen coincidencias muy curiosas; en la simbología china, el hígado está ligado al elemento madera y a la primavera. No nos sorprende, entonces, que la mayoría de las alergias respiratorias sean provocadas por el polen de los árboles y que se manifiesten de preferencia en primavera.

EN POCAS PALABRAS

* La medicina china atribuye el origen de las alergias a una acumulación excesiva de energía en el meridiano del hígado.

* Para aliviarlas, el acupunturista estimula ciertos puntos situados en el meridiano del hígado, en el rostro o en medio de los omóplatos.

30

Uno mismo puede hacerse un masaje para estimular ciertos puntos que pueden aliviar síntomas desagradables. El *Do-In* es una especie de acupuntura sin agujas que se puede practicar fácilmente con la condición de localizar con exactitud los puntos específicos.

déle un masaje a su rostro

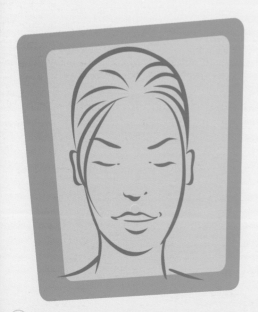

Para calmar la obstrucción respiratoria

Algunos puntos tienen la virtud de liberar la zona respiratoria cuando se encuentra bloqueada por un espasmo, esto suele suceder durante las crisis de asma. Un ligero masaje mejora rápidamente la capacidad respiratoria.

• Uno de estos puntos se sitúa en medio de la espalda, justo al centro de la línea imaginaria que une el borde superior de los omóplatos. Déle masaje a esta zona, principalmente a los puntos donde sienta más dolor.

• Otro punto, muy fácil de localizar, se encuentra justo debajo de la nariz, en medio del espacio que la separa del labio superior.

Para disminuir la rinitis alérgica

Para aliviar la rinitis alérgica, además de los puntos anteriores, dé masaje al punto que se encuentra debajo del mentón y en el hueco que se forma en la juntura de las clavículas. No olvide masajear durante un tiempo las aletas de la nariz, partiendo de la parte inferior hasta llegar a las comisuras de los ojos.

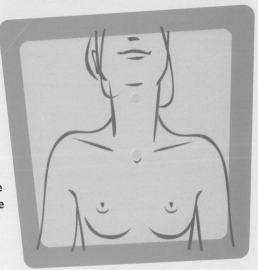

● ● ● PARA SABER MÁS

> La mejor manera de estimular correctamente los puntos es haciéndolo con un solo dedo (el índice, por ejemplo) apretando fuerte y haciendo movimientos circulares.

> Puede prolongar los masajes el tiempo que usted guste sin correr algún tipo de riesgo.

> Puede consultar a un especialista en *Do-In* para que le haga una sesión completa, adaptada a sus síntomas y a su estado de salud general.

EN POCAS PALABRAS

* Usted puede darse un masaje en ciertos puntos de acupuntura para ayudar a disminuir los síntomas de las alergias.

* Para combatir el asma, estimule la zona situada entre los omóplatos, así como el espacio que se encuentra entre la nariz y el labio superior.

* Para combatir la rinitis alérgica, es conveniente masajear debajo del mentón y la garganta, así como las aletas de la nariz.

31

**deje de
fumar**

El tabaco constituye un veneno atroz para
todos, pero más para quienes padecen alergias
respiratorias. Si aún fuma, es el momento de dejar
el cigarro. Aunque le sea difícil privarse de él,
muy pronto sentirá la mejoría.

Acumulación de toxinas suplementarias

El humo del tabaco contiene una infini-
dad de sustancias tóxicas e irritantes,
capaces de deteriorar cualquier sistema
respiratorio. El alquitrán, la nicotina, el
monóxido de carbono, el amoniaco y el
benzopireno, entre otros, irritan y debilitan aún más la nariz, la garganta y los
pulmones de las personas que padecen
alergias respiratorias.

Por otro lado, la nicotina provoca una
aceleración de las funciones que dirige el

● ● ●   P A R A   S A B E R   M Á S

> Si usted es un fumador empedernido desde
hace mucho tiempo, necesitará por lo menos
tres meses para volver a tener una buena
capacidad respiratoria, pero a partir de la
octava hora de abstinencia, los porcentajes
de monóxido de carbono y de nicotina en su

sangre habrán disminuido casi la
mitad.

Al cabo de dos días, estas sustancias
habrán desaparecido de su sangre. Al
tercer día de total abstinencia, sus
pulmones, al estar mejor oxigenados,
recobrarán un poco de vigor.

sistema simpático; las arterias se encogen, la tensión arterial se eleva, el corazón late más rápido. Todos estos elementos no hacen más que agravar las crisis de los asmáticos.

El tabaco constituye un estrés continuo para el organismo, que a la larga provoca graves estragos, pues se estima que causa más de cincuenta mil muertes al año.

Fitoterapia, homeopatía, acupuntura...

—Estoy de acuerdo— dirá usted, pero es muy difícil dejar de fumar. Es cierto. Pero si realmente toma la decisión, existen varias opciones que pueden ayudarlo.

• La fitoterapia: ciertas plantas, como la pasiflora o la valeriana, calman los nervios; otras, como el eucalipto y el mirto (arrayán), ayudan a nuestros bronquios a deshacerse de los desechos del tabaco; existen, además, plantas como la alcachofa y la reina de los prados (filipéndula), que ayudan al hígado y a los riñones a eliminar las toxinas.

• La homeopatía: un buen tratamiento le permite acortar el periodo de ansiedad y el síndrome de abstinencia.

• La acupuntura: A veces basta con una sesión para quitarle las ganas de fumar. El resto, es cuestión de voluntad.

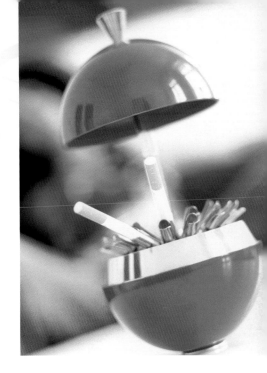

 EN POCAS PALABRAS

* El humo del tabaco está lleno de sustancias tóxicas e irritantes.

* Estas sustancias irritan los bronquios, la nariz y la garganta de las personas que ya son muy sensibles por las alergias respiratorias.

* Para dejar de fumar recurra a la medicina alternativa.

32

haga ejercicio

Durante mucho tiempo prevaleció la creencia errónea de que el ejercicio era nocivo para los asmáticos; el ejercicio sirve incluso para combatir el asma. Grandes deportistas fueron asmáticos. No lo dude más e imítelos...

Alpinista, jugador de baloncesto, clavadista...

Aunque la alpinista Catherine Destivelle es portadora crónica de esta enfermedad, logró escalar cimas muy elevadas y ganar competencias. Llevó a cabo la hazaña de ascender en solitario la parte norte de los Drus (Monte Blanco en Francia) en tan sólo 10 días. Entre los deportistas estadounidenses encontramos a Dennis Rodman, cinco veces campeón de baloncesto en los Estados Unidos, o a Greg Louganis, clavadista de plataforma, 47 veces campeón en

● ● ● PARA SABER MÁS

> El esfuerzo puede llegar a provocar crisis de asma. La hiperventilación irrita las paredes pulmonares haciendo penetrar más aire y, por lo tanto, sustancias irritantes en los tejidos bronquiales. Por otro lado, esta ventilación baja la temperatura de los pulmones. Terminado el esfuerzo, éstos reaccionan contrayéndose para no perder más calor y provoca una crisis. Para evitar este riesgo, mida sus esfuerzos, aumente la intensidad progresivamente y, sobre todo, caliéntese lo suficiente antes de empezar.

los Estados Unidos. Estos datos prueban que el deporte no está contraindicado cuando se padecen alergias respiratorias. Por el contrario, el ejercicio es muy benéfico, pues mejora la capacidad respiratoria, entrena los músculos cardiacos a los esfuerzos y elimina el estrés (factor agravante de las crisis).

Sin embargo, los alérgicos deben tomar en cuenta el ambiente en el que practican deporte.

Cuidado con los alérgenos internos y externos

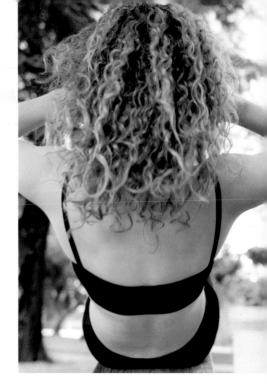

• Evite los deportes relacionados con animales, como la equitación, pues los alérgenos de los caballos pueden afectarlo.

• Tenga cuidado con el lugar en donde practica ejercicio. Si es al aire libre, el lugar deberá encontrarse alejado de cualquier fuente de alérgenos (árboles, con polen, animales, polvo, humo, etc.), si es en interior, verifique que no haya humedad y hongos.

• Si elige un deporte que se practique sobre un tapete (gimnasia, judo, etc.), vigile que siempre esté libre de polvo.

• Evite las piscinas que contengan agua con demasiado cloro, éste no siempre es obligatorio. Pida informes sobre el tratamiento del agua antes de elegir el establecimiento.

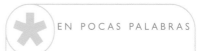

EN POCAS PALABRAS

* El deporte no está contraindicado para los alérgicos, aun si son asmáticos.

* Grandes deportistas han sido asmáticos.

* El deporte mejora la capacidad respiratoria, tonifica el músculo cardiaco y elimina el estrés.

33 déle la espalda al estrés

El estrés es el enemigo número uno de los occidentales y afecta en especial a las personas alérgicas. Ejerce una influencia directa sobre el sistema inmunológico y agrava sus reacciones ¡cómo si a éste le hiciera falta!

● ● ● PARA SABER MÁS

> El asma tiene un origen genético, pues la hiperactividad de los bronquios, en cierta manera, está inscrita en nuestro código genético. Las alergias también son heredita-rias, ya que los niños de padres alérgicos corren más riesgo de serlo. Sin embargo, numerosos factores intervienen, ya que hay personas portadoras de estos dos factores genéticos que nunca desarrollan la enfermedad. La lucha contra el estrés es un

El diálogo de las células

Las células de nuestro sistema inmunológico mantienen estrechas y constantes relaciones con nuestros estados de ánimo. Este diálogo permanente se lleva a cabo por medio de ciertas neurohormonas, producidas por el cerebro durante los estados de estrés, que circulan por todo el organismo y se fijan en ciertos receptores que se encuentran en la superficie de los glóbulos blancos. Por ello, nuestros estados de ánimo influyen directamente en nuestras reacciones inmunológicas.

No nos sorprende, por lo tanto, que una situación estresante origine una rinitis alérgica o un herpes.

De la misma manera, las emociones fuertes suelen provocar crisis alérgicas. La influencia del estrés sobre las crisis de asma y las alergias se conoce desde hace ya mucho tiempo.

Evite los conflictos, huya de las relaciones tóxicas…

Las personas alérgicas deben protegerse del estrés.

• Evite las crisis; aprenda a *hacer concha* en caso de que la situación no sea tan importante.

• Trate de decir lo que piensa, sin agresividad ni violencia. Guardarse para si mismo las emociones provoca un intenso estrés, pero al mismo tiempo, las explosiones de cólera no hacen más que empeorar las situaciones.

• En cuanto pueda, consiéntase: salga a pasear, váyase de vacaciones, etcétera.

EN POCAS PALABRAS

* El estrés es un factor agravante de las alergias en general y del asma en particular.

* Nuestro cerebro y nuestro sistema inmunológico mantienen una permanente y estrecha relación, lo que explica las interacciones.

* Mientras mejor aprendamos a manejar el estrés y a dominar las emociones, menos posibilidades tendremos de presentar crisis.

elemento importante de esta resistencia. Mientras mejor manejemos nuestra tensión nerviosa, mejor dominaremos nuestras emociones y menos posibilidades tendremos de volvernos asmáticos, aunque seamos propensos.

34 ¡relájese!

La relajación es la mejor manera de combatir el estrés y manejarlo diario. He aquí una guía completa de todas las técnicas que hay para lograrlo...

La relajación por medio del cuerpo: existen técnicas de relajación que se basan en la relajación consciente del cuerpo con el fin de apaciguar la mente. El principio fundamental del *training* autógeno de Schultz, por ejemplo, consiste en recostarse, respirar de manera profunda, esforzándose por sentir físicamente las sensaciones de calor, de pesantez, de frescura, etc. Luego, el simple hecho de pensar en ello provocará de manera inmediata la relajación completa, física y mental, en cualquier circunstancia.

La relajación por medio de la mente: técnicas como la sofrología o la visualización, proponen relajar en forma directa la mente. Al principio de la sesión, se efectúa una pequeña secuencia de relajación física: respiración profunda, relajación de los músculos etc. Luego, la práctica se concentra sólo en los pensamientos y en las imágenes mentales. La visualización consiste en construir escenarios mentales que lo lleven a la relajación y a la tranquilidad. Mientras más reales parezcan sus imágenes, más fuerte será el efecto.

● ● ● P A R A   S A B E R   M Á S

> **La respiración es el eje fundamental de las técnicas de relajación. Es la única función vital que tiende un puente inmediato entre el cuerpo y la mente, por eso, se utiliza para alcanzar más un estado de relajación primario.**

E N   P O C A S   P A L A B R A S

* Las técnicas de relajación son muy eficaces para manejar el estrés.

* Pruebe el *training* autógeno o Schultz, la sofrología o la visualización.

35 coma huevos de codorniz

Estas pequeñas aves ponen huevos particularmente útiles para los alérgicos. Aunque son pequeños, ovalados y frágiles, son muy valiosos.

La historia comienza en 1967: en este año un criador de codornices vio desaparecer, sin razón aparente, el asma de su esposa, y luego la de uno de sus empleados. Hizo que varias personas que padecían alergias empezaran a comer estos huevos y así pudo confirmar sus hipótesis. Desde entonces, se han llevado a cabo numerosos estudios (más de doscientos) que han comprobado que el criador tenía razón.

El enemigo de las inmunoglobulinas: al parecer, los huevos de codorniz frenan la producción de inmunoglobulinas, además de atenuar los cuadros inflamatorios. Funciona tanto para curar como para prevenir. Si padece alergias estacionales, empiece su cura dos meses antes del inicio de los síntomas; si las alergias son permanentes, puede efectuar curas regularmente, cada tres meses, por ejemplo.

● ● ● PARA SABER MÁS

> La dosis aconsejable es de seis huevos al día. Este tipo de alimentación no es fácil de adoptar, así que opte por complementos alimenticios a base de huevo de codorniz; se consiguen en las tiendas naturistas.

EN POCAS PALABRAS

* Los huevos de codorniz frenan la producción de inmunoglobulinas y reducen la respuesta inmunológica.

* Disminuyen los cuadros inflamatorios.

* Se pueden consumir como complementos alimenticios.

36

postura
del pez

La práctica del yoga trabaja en dos planos:
por un lado, disminuye el estrés y por otro, mejora
el funcionamiento del sistema inmunológico.
Por ello, se recomienda a las personas alérgicas,
sin embargo, deben elegir con cuidado la postura
que vayan a practicar.

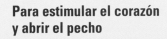

Para estimular el corazón
y abrir el pecho

Esta armoniosa disciplina milenaria trabaja tanto el cuerpo como la mente.
Ayuda a eliminar las tensiones y a manejar las emociones. Nada más por esto, las
personas que padecen alergias respiratorias deberían practicarla. Sin embargo,
algunas posturas, principalmente la del
pez, tienen efectos directos en la respiración.
Practicar regularmente la postura del
pez mejora la circulación, mantiene en
buen estado nuestra piel, desconges-
tiona y mejora la respiración.

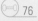

Acuéstese boca arriba

❶ Acuéstese en el piso, con las piernas y las puntas de los pies estiradas, extienda los brazos en forma de cruz. Forme un espacio entre la espalda y el piso apoyándose únicamente sobre los glúteos y el cráneo. Estire el cuello lo más que pueda. Mantenga esta posición durante tres segundos respirando normalmente.

❷ Sin cambiar de posición, junte sus manos por encima de su pecho, en posición de rezo, y levante la pierna derecha sin despegar la cadera del piso. Mantenga esta posición durante tres segundos.

❸ Baje la pierna y levante la otra, manteniendo sus brazos delante de usted con las manos juntas. Mantenga esta posición durante otros tres segundos.

❹ Baje brazos y piernas, y relájese 20 segundos antes de volver a comenzar.

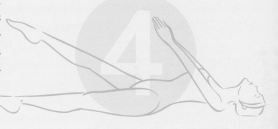

● ● ●   P A R A   S A B E R   M Á S

> Antes de comenzar a practicar yoga, verifique que no tenga ningún problema de espalda. Si lo tiene, evite las posturas que podrían causarle problemas. Cerciórese también de que no padece hipertensión, la cual requiere algunas precauciones.

> En un principio, más vale practicar yoga con un profesor que pueda indicarle sus errores y lo ayude a corregirlos. Más tarde, podrá practicarla solo, en casa y a su ritmo.

EN POCAS PALABRAS

* El yoga armoniza el funcionamiento del cuerpo y la mente, disminuye el estrés y mejora el manejo de las emociones

* Algunas posturas tienen una acción directa en la esfera respiratoria.

* La postura del pez, por ejemplo, fortalece el corazón y abre el pecho mejorando así la respiración.

37

consulte a un psico- terapeuta

Al experimentar emociones fuertes se corta la respiración. Cuando ya no queremos a alguien decimos que ya no lo aguantamos. Estas son sólo algunas de las expresiones populares que reflejan bien la relación tan estrecha que existe entre la función respiratoria y las emociones.

Sin aliento

Las personas son entidades psicosomáticas. El cuerpo no está separado del resto del ser: psiquismo, afectividad, emociones… La respiración es una función vinculada con estas dos vertientes. Es la única función vital consciente e inconsciente al mismo tiempo. Podemos dominarla voluntariamente, detenerla o acelerarla, sin embargo, seguimos respirando mientras

● ● ● PARA SABER MÁS

> Marcel Proust es uno de los asmáticos más célebres de Francia. Siempre tuvo una salud muy frágil y su madre, mujer con una personalidad muy fuerte, lo tenía totalmente dominado. Por otro lado, se ha comprobado que para los niños, la relación que mantienen con su madre es un elemento muy importante para el restablecimiento de su salud. Cuando la relación madre-hijo es demasiado simbiótica, dejando al padre fuera del juego, el niño presenta problemas para reconocer los límites entre su ser interior y el mundo exterior. Es invadido por los elementos de

dormimos. Por ello, la respiración es una de las funciones más afectadas en cuanto nos enfrentamos a emociones violentas. Aunado a esto, se ha comprobado que las alergias están muy relacionadas con nuestros estados mentales, y que éstos tienen una influencia directa en nuestras reacciones inmunológicas (*véase* Consejo 33).

¿Qué le corta la respiración?

En ocasiones, las alergias respiratorias también están directamente relacionadas con un problema psicológico. Las alergias se deben entonces a un desorden emocional inscrito en el cuerpo. Es necesario consultar a un psicoterapeuta para solucionarlo.

Algunas terapias se limitan al intercambio verbal, mientras que otras trabajan además la memoria corporal. Es obvio que no todas las alergias tienen orígenes psicológicos, pero es una pista que no hay que olvidar explorar.

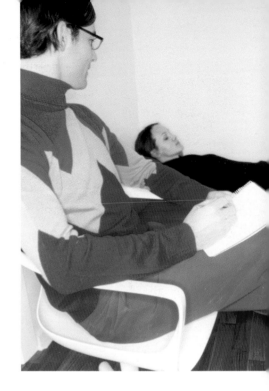

su ambiente y no sabe defenderse, de la misma manera que es invadido por la presencia de su madre. Marcel Proust mantuvo una relación dependiente de su madre durante toda su vida. Era un sujeto asmático que llegaba a presentar crisis por el simple hecho de ver *Los girasoles* de Van Gogh.

EN POCAS PALABRAS

* La respiración es una función que está estrechamente relacionada con las emociones.

* A veces, el sufrimiento interno origina los problemas respiratorios.

* Consultar un psicoterapeuta puede ayudar a resolver el problema.

38

apuéstele a las vitaminas

Algunas vitaminas tienen efectos en el funcionamiento del sistema inmunológico. Cuando son escasas el sistema puede desequilibrarse. La carencia de vitaminas favorece, entre otras cosas, las crisis de asma y las rinitis alérgicas. Los complementos vitamínicos forman parte del arsenal *anticrisis*.

¡La vitamina C es sorprendente!

Una cantidad adecuada de vitamina C permite que nuestro sistema inmunológico mejore su funcionamiento global, incluyendo las reacciones alérgicas. La vitamina C frena específicamente la producción de histamina.

Una cura regular de vitamina C disminuye la frecuencia y la gravedad de las crisis de asma o de la rinitis alérgica. Elija de preferencia vitamina C natural, a base de cino-

● ● ● P A R A   S A B E R   M Á S

> Entre las vitaminas del grupo B, la B5 es la más relacionada con el proceso alérgico. Abunda en la jalea real que fabrican las abejas para alimentar a la abeja reina del panal.

> La jalea real contiene ocho aminoácidos esenciales, muchas vitaminas y oligoelementos, al igual que un neuromediador importante: la acetilcolina.

Esta riqueza excepcional lo hace un *superalimento*, un complemento alimenticio natural que las personas alérgicas pueden tomar regularmente, haciendo curas de tres semanas varias veces al año.

También, se puede comprar esta jalea

rrodon (escaramujo) o de acerola, ya que se tolera más y no provoca alteraciones ni problemas digestivos. Se asocia naturalmente a los flavonoides que ayudan al organismo a asimilarla mejor.

Las dosis que se recomiendan oficialmente son muy bajas: 110 mg por día para un adulto. Sin embargo, factores como el cansancio, el estrés, la contaminación, el embarazo, el tabaco, entre otros. contribuyen a que se necesite más. Puede llegar a tomar hasta 1g al día durante un mes, incluso 2 g si no tiene problemas para asimilarla.

Vitaminas del grupo B

Las vitaminas del grupo B son también antihistamínicos naturales, por ejemplo, las vitaminas B5, la B6 y B12.

Las encontramos en los cereales integrales (pan, pastas, etc.), en el pescado, en los vegetales secos, en el hígado, en la yema de huevo, etc. Es posible hacer curas de vitaminas del grupo B o tomar levadura de cerveza.

real en las tiendas naturistas en diferentes presentaciones: frascos, ampolletas, cápsulas etc. Se vende sola o combinada con otras sustancias como el polen y el *ginseng*. Las dosis recomendadas dependen de su estado de salud. .

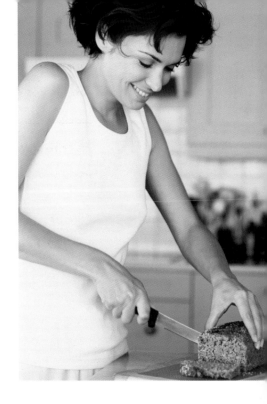

 EN POCAS PALABRAS

* Constantes curas de vitamina C natural permiten disminuir la frecuencia de las crisis de asma y de rinitis alérgica, así como atenuar su gravedad.

* Las vitaminas del grupo B tienen una acción antihistamínica natural, especialmente la vitamina

39

Los oligoelementos son micronutrientes presentes en nuestro cuerpo en dosis muy pequeñas. Participan en el funcionamiento del sistema inmunológico y su sensibilidad a las alergias, especialmente el cobre y el manganeso, es peligroso excederse.

tome en cuenta
los oligoelementos

Manganeso:
antialergénico número 1

El manganeso combate eficazmente las alergias. Interviene en todas las reacciones alérgicas cualquiera que sea su forma y su gravedad. Aunque su carencia es realmente rara, un nivel alto de manganeso permite limitar las crisis. Los estudios han demostrado que un suplemento de manganeso alivia eficazmente la rinitis alérgica, el asma y las alergias cutáneas (eccema y urticaria, por ejemplo).

El manganeso no está muy presente en nuestra alimentación. Las almendras, las nueces de la India, las nueces de Castilla y el té son ricos en manganeso.

Como es realmente difícil ingerirlo en cada comida, se recomienda recurrir a los productos farmacéuticos.

Los complementos multivitamínicos comerciales contienen manganeso. Lea bien las etiquetas y verifique la composición del producto.

Cobre, azufre, cobalto y compañía…

Para combatir cualquier alergia, se recomienda consumir manganeso y azufre, pues sus efectos disminuyen la sensibilidad natural. Luego, según sus síntomas, puede agregar al tratamiento otros oligoelementos como:

• el duo manganeso-cobalto, eficaz para aliviar los síntomas de la rinitis alérgica.
• el duo manganeso-cobre, recomendable para los asmáticos, sobre todo si son propensos a la bronquitis o incluso si padecen bronquitis crónica.

●●● PARA SABER MÁS

> Por regla general, es más conveniente que un médico recete los tratamientos y le indique las dosis exactas de oligoelementos requeridos; para determinarlas se llevan a cabo análisis de sangre y de cabello. Los análisis de cabello son más precisos y confiables, pues miden el porcentaje de oligoelementos presentes en las células capilares en un momento preciso, mientras que los análisis de sanguíneos sólo miden los oligoelementos que circulan en sangre y no precisan los niveles de minerales presentes en las células..

EN POCAS PALABRAS

* El manganeso es un antialergénico y el azufre disminuye la sensibilidad y ambos se recomiendan para todo tipo de alergias.

* El cobalto se aconseja para combatir los síntomas de la rinitis alérgica y el cobre para el asma.

* Es recomendable que un médico recete estos tratamientos y que le recomiende la dosis más adecuada.

40 regálese una cura termal

Las curas termales y climáticas se practican desde hace siglos para aliviar los problemas respiratorios, incluidos los de origen alérgico. Programa: aire puro y agua mineromedicinal.

Agua bicarbonatada para combatir el asma. Se ha comprobado que las aguas bicarbonatadas ejercen una acción en los espasmos bronquiales y en la producción de histamina. Algunos balnearios se especializan en la cura de niños asmáticos.

Agua sulfurada para combatir la rinitis: Las rinitis alérgicas también mejoran con las curas termales. El agua bicarbonatada actúa de la misma manera que lo hace con el asma, mientras que el agua sulfurada ayuda a acabar con las infecciones que se vuelven crónicas. El azufre que contiene este tipo de agua atenúa también las inflamaciones de las mucosas y de los tejidos pulmonares.

● ● ● PARA SABER MÁS

> Las curas termales siempre se llevan a cabo por indicación médica.
> Duran alrededor de tres semanas y algunos seguros cubren este tipo de gastos.
> La elección del centro termal se hace junto con el médico, en función de la calidad del agua y de los tratamientos que se imparten.

EN POCAS PALABRAS

* Las curas termales son muy eficaces para aliviar el asma y la rinitis alérgica.

* Las aguas bicarbonatadas y sulfuradas son las más recomendadas.

testimonio

logré curar mi asma en dos años

"Mis primeras crisis de asma se presentaron cuando tenía sólo 5 o 6 años, no lo recuerdo con exactitud. Tengo la impresión de haber vivido siempre con esta sensación de opresión en el pecho. En cuanto mis padres identificaban un alérgeno, lo alejaban de mi entorno; las crisis se apartaban durante algunas semanas pero volvían a empezar por otra causa. Pensaba que había terminado por acostumbrarme, pero ¿puede uno realmente acostumbrarse a este suplicio? Cuando me casé, mi mujer confiaba mucho en la medicina alternativa y me ayudó a tratar mi enfermedad desde otro enfoque. Ella se encargó de todo, desde mi alimentación, mis curas de vitaminas y minerales, de la relajación etc. Volví a hacer deporte a pesar de que no había hecho una actividad física durante años y empecé a sentirme mucho mejor. La medicina homeopática le dio el golpe de gracia a mi asma. Fue un tratamiento largo, lo terminamos en casi dos años. Tomé un tratamiento básico regularmente y otros para las crisis que iban evolucionando en función de las fluctuaciones de mis síntomas. Hoy en día, por fin llevo una vida (casi) normal."

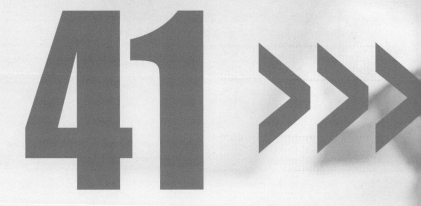

41 >>>

>> **La piel se enrojece, pica, nos rascamos**, llegamos a sangrar… Parece calmarse y de repente recomienza…. Las alergias cutáneas son un verdadero calvario. No perdonan edades, afectan incluso a los bebés y pueden volverse crónicas.

>>> Más que para cualquier otra manifestación alérgica, **es esencial identificar el alérgeno responsable**, pues con frecuencia, basta con alejarse de él para acabar con el problema.

>>>> **Si no es suficiente, no dude en recurrir**: a las curas termales, las vitaminas, la relajación, la homeopatía y las plantas… para eso están.

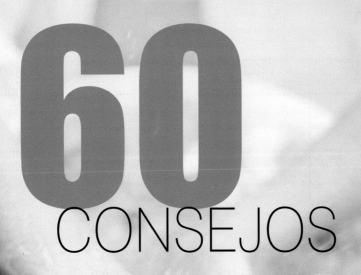

60
CONSEJOS

41

¿qué tipo de alergia padece?

Las alergias cutáneas se manifiestan de diferentes maneras, desde la típica urticaria, hasta el gravísimo angioedema, pasando por el persistente eccema. Antes de tomar un tratamiento, es conveniente identificar con exactitud el tipo de alergia que se padece.

¿Tiene contacto con el alérgeno?

En la mayoría de los casos, las alergias cutáneas son dermatitis de contacto provocadas por el contacto directo con el alérgeno. Estas sustancias penetran por la piel, buscan proteínas, se juntan con ellas y provocan una reacción local. La reacción visible aparece algunas horas más tarde. A veces es necesario esperar uno o dos días para que llegue a su máximo. La piel, en general de manos o

● ● ● PARA SABER MÁS

> Hay que empezar por alejarse del alérgeno. Para ello, hay que identificarlo. La zona afectada es un primer indicio: si son las manos, hay que ver que no sean los productos que toca como las joyas de fantasía etc.; si se trata del rostro, cambie de crema o de maquillaje; si es el torso, verifique la composición de la ropa que ha usado los últimos días y su perfume. Las alergias que se sitúan en el lóbulo de

rostro, enrojece y pica. La zona afectada puede hincharse o llenarse de ampollas.

¿Urticaria o eccema?

Las crisis de urticaria se manifiestan de distintas maneras: aparecen en la piel puntos rojos que se inflaman, como si hubiera tocado ortigas. El prurito es intenso. Los síntomas aparecen y desaparecen más rápido que los de la dermatitis de contacto. Más que una verdadera reacción alérgica, la urticaria es, por lo general, una reacción de irritación o de intolerancia a una sustancia.

En el caso del eccema, las zonas afectadas de la piel se ponen rojas y producen comezón, la piel suda, se seca y se parte. Contrariamente al prurito o a la urticaria, el eccema puede volverse crónico. Afecta especialmente a los niños.

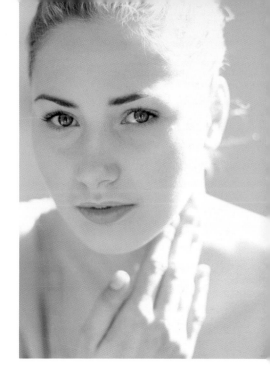

la oreja son las más claras: por lo general son causadas por reacciones alérgicas a los aretes que contienen níquel.

 EN POCAS PALABRAS

∗ Las dermatitis de contacto provoca ronchas rojas y comezón.

∗ La urticaria se manifiesta rápidamente. Por lo general, se trata de una intolerancia más que de una alergia.

∗ En el caso del eccema, la piel suda, luego se seca y finalmente se parte.

42

¡desintoxíquese!

La piel es uno de nuestros principales órganos emuntorios, se encarga de eliminar las toxinas del organismo. Si la piel es demasiado sensible no podrá cumplir correctamente con su tarea. Ayúdela efectuando curas para desintoxicar su cuerpo regularmente. Por ejemplo, una cura de jugos frescos...

Ayude a su piel a eliminar toxinas

Todas las actividades metabólicas de nuestro organismo generan importantes cantidades de desechos (urea, ácido úrico, células muertas, etc.). Estas toxinas se eliminan por medio de los órganos emuntorios como el hígado, los riñones, los pulmones y la piel. Es conveniente que las personas que padecen alergias cutáneas lleven a cabo curas

●●● P A R A   S A B E R   M Á S

> Adquiera un extractor para poder hacer jugos variados o incluso exóticos, como de berros, endibias, apio, papa (patata) dulce, melón, etcétera.

> Lave cuidadosamente frutas y verduras antes usarlas y pélelas lo menos posible.
> Quite los huesos y las semillas y corte las frutas en pequeños trozos.

desintoxicantes por lo menos dos o tres veces al año para eliminar sus toxinas, con el fin de liberar la piel de una parte de su trabajo.

Incluya jugos de frutas o verduras en su alimentación diaria, en el desayuno, por ejemplo, o la hora del aperitivo en lugar de tomar alcohol. También puede hacer una cura de puros jugos.

Tres días de cura

Para hacer una cura de jugos, es necesario comenzar por eliminar en forma progresiva de su alimentación las proteínas (carne, pescado, huevo etc.), luego las grasas animales (mantequilla y queso) y por último los aceites y los cereales. Esta preparación dura aproximadamente una semana.

Al lograr una alimentación únicamente vegetal, aliméntese durante tres días sólo de jugos de frutas y de verduras, sin limitarse.

> Exprima las frutas y las verduras por separado, empezando por la más espesa, en caso de que haga alguna mezcla.

> En cuanto esté listo el jugo, consúmalo al instante.

Elija verduras que digiera bien y que no le provoquen ni acidez ni inflamación. Al terminar, regrese progresivamente a su alimentación normal. Esta cura es muy eficaz durante los cambios de estación.

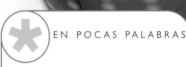

EN POCAS PALABRAS

* La piel es uno de nuestros órganos emuntorios (encargados de eliminar las toxinas del metabolismo celular).

* Es conveniente ayudar a las pieles vulneradas por las alergias a que eliminen toxinas

* Los jugos de frutas y verduras ayudan al organismo a eliminar toxinas y lo recargan de vitaminas y minerales.

43 limpie sus intestinos

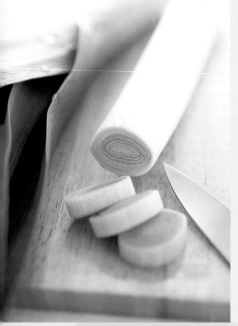

El intestino es uno de nuestros principales órganos emuntorios, pero no sólo elimina los desechos, también tiene una función inmunitaria importante. No es de sorprenderse que esté relacionado estrechamente con los procesos alérgicos. Ayúdelo a trabajar mejor...

como la hidroterapia de colon. Se trata de un *superlavado* que se lleva a cabo en varias etapas sucesivas. Se necesitan tres sesiones como mínimo para que la terapia tenga efecto.

●●● PARA SABER MÁS

> Los naturistas cuidan mucho el buen funcionamiento del intestino de sus pacientes y recomiendan hacer lavados.
> Algunos aconsejan técnicas más severas

¡La flora es la mejor defensa!

El intestino no sólo elimina desechos, también participa en la asimilación de nutrientes y en la defensa inmunológica. La población de bacterias que aloja juega un papel esencial en estas defensas, ya que al cubrir por completo sus paredes, impiden que penetren ciertos intrusos en el organismo, pero al mismo tiempo dejan pasar los nutrientes por medio de la pared de vellos intestinales.

Esta flora acaba con los hongos, virus, bacterias, parásitos, etc. Participa también en la eliminación de las células muertas o enfermas que el metabolismo celular produce sin parar y de las que debemos deshacernos.

En estas condiciones, es obvio que un intestino en mal estado no cumplirá adecuadamente su función inmunitaria, lo que aumenta el riesgo de contraer alergias en las personas vulnerables.

Puerros, ciruelas pasa, malvas

Para ayudar al intestino a hacer correctamente sus tareas, puede ayudarle consumiendo ciertos vegetales.

Primero, coma regularmente puerros. Estos vegetales están compuestos de fibras, con mucha celulosa y mucílago, que actúan como un cepillo y limpian las impurezas acumuladas. También puede comer ciruelas pasa e higos secos que actúan de la misma manera y además tienen un efecto ligeramente laxante.

Si tiene intestino perezoso, ayúdelo. El estreñimiento crónico no es conveniente para los problemas de piel en general y las reacciones alérgicas en particular. Échele la mano a la función intestinal haciéndose curas esporádicas de plantas ligeramente laxantes y emolientes como la malva y el malvavisco.

EN POCAS PALABRAS

* El intestino juega un papel esencial en la defensa inmunológica.

* Cuando funciona mal, nuestras defensas se debilitan, lo que fomenta la aparición de crisis alérgicas.

* Para ayudarlo, coma puerros, ciruelas pasa o higos secos y de vez en cuando haga una cura de plantas.

> Luego, hay que volver a sembrar en el intestino las bacterias *buenas*. Sólo un especialista en esta técnica debe aplicar esta terapia.

44

regenere su flora intestinal

No todas las bacterias que existen son malas.

Algunas son hasta benéficas, por ejemplo,

las bacterias intestinales que constituyen nuestra flora

interna. Sin ellas, nuestra inmunidad se debilita.

Consiéntalas un poco, ellas se lo agradecerán...

Millones de amigas fieles

Los millones de bacterias que se refugian en el calor de nuestros pliegues intestinales son nuestras mejores amigas. Se reproducen en el tubo digestivo, sin embargo, al comer inadecuadamente, al estresarnos o al consumir tratamientos antibióticos, las aniquilamos.

El equilibrio de la flora intestinal requiere de un número suficiente de bacterias. Sin embargo, este equilibro llega a alterarse; la *Candida albicanis*, por ejemplo, es un

● ● ● P A R A S A B E R M Á S

> La arcilla blanca o kaolita es uno de nuestros principales aliados. Esta tierra posee un gran poder de absorción y permite limitar la fermentación durante la comida, eliminando los gases intestinales y los desechos. Procure hacer de vez en cuando una cura de arcilla. Para ello, ponga una cucharada grande de leche de arcilla en un vaso de agua, revuelva con una cuchara de madera, deje reposar toda la noche y bébala al día siguiente en ayunas.

hongo que se encuentra presente de manera natural en nuestro sistema digestivo, donde tiene una función específica, pero, a veces el estrés o la alimentación inadecuada, lo ayudan a multiplicarse mucho más rápido que los demás. Empieza entonces a colonizar regiones en donde no tiene nada que hacer y provoca síntomas desagradables que se manifiestan especialmente en la piel.

Si padece alergias cutáneas, es necesario impedir esta proliferación, que sólo empeorará su situación.

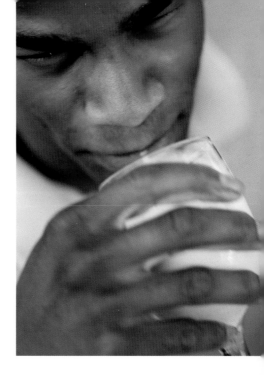

Yogures y sueros

Para multiplicarse, las bacterias "buenas" necesitan comida y nuevas cepas. En el mercado existen productos que contienen ambos elementos, es decir, azúcares especialmente seleccionados por su afinidad con las bacterias y levaduras ricas en cepas bacterianas. Una cura dos o tres veces al año permite conservar una flora en buen estado. También puede comer en forma regular yogur enriquecido con bifidobacterias. Estos productos contienen gérmenes que contribuyen a enriquecer la flora ya existente. El suero, líquido amarillento que aparece con frecuencia en la superficie de los yogures, también contiene de manera natural bacterias originadas por la fermentación de la leche. Se debe consumir fresco, en granulados o en cápsulas.

EN POCAS PALABRAS

* La flora intestinal debe ser cuantiosa y equilibrada para evitarnos los problemas de piel.

* Para mantenerla es recomendable comer yogur y suero de leche.

* Prepare también curas con complementos alimenticios enriquecidos con levadura.

45

cuídese del sol

Aunque las vacaciones representan una época del año que espera con gran impaciencia, en cuanto se asoma al sol, su piel se enrojece, se llena de ampollas y empieza la comezón… sí, usted es alérgico al sol, calamidad con la cual hay que aprender a vivir, sobre todo si ama la playa, el mar y el calor del verano.

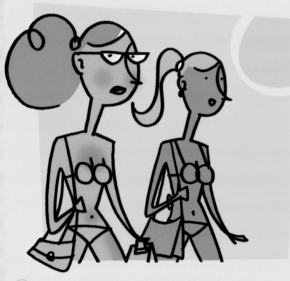

Quemaduras solares

Aunque el sol es un elemento vital, a veces, al simple contacto con sus rayos, desarrollamos alergias cutáneas; nos referimos a las quemaduras solares. Desde el primer día de exposición al sol, la piel se enrojece, produce comezón y brotan ampollas. Para evitarlo, hay que tomar algunas precauciones:

• No se exponga al sol en los momentos más calientes del día, es decir entre las once de la mañana y las cinco de la tarde.

• Prepare su piel nutriéndola con lo necesario, vitaminas A y C (*véase* Consejo 54) y aceites vegetales (*véase* Consejo 53)..

• Aplique una crema protectora, revise su composición (no debe contener perfume, bergamota, aceite de alquitrán, etcétera).

Para los tratamientos, no olvide la homeopatía

La homeopatía es muy eficaz tanto para aliviar las quemaduras solares como para prevenirlas. Una vez no es costumbre, existen medicamentos comunes a todos o casi todos los casos: el medicamento *Muriaticum acidum*. Una dosis de 15 CH, una vez a la semana durante un mes antes de la exposición evita la aparición de los síntomas. En gránulos, tratamiento básico una vez que los síntomas aparecen, la dosis recomendada es de 7 CH, tres gránulos, tres veces al día. Si es necesario puede combinarlo con otros medicamentos.

• si padece comezón intensa, tome *Urtica urens* 7 CH, sobre todo si el prurito se acentúa con el agua y el frío.

• Si sólo hay comezón, es decir, sin erupciones ni enrojecimiento, necesitará *Dolichos plurens* 7 CH.

• Si la comezón se acentúa con el calor y se mejora con el frío, lo mejor es tomar *Apis mellifica* 7 CH.

● ● ● PARA SABER MÁS

> En la mayoría de los casos, la alergia al sol se origina por la interacción entre una sustancia sensibilizadora y los rayos del sol. Algunos medicamentos, como los antibióticos, las sulfamidas, los derivados de la quinina, algunos antidepresivos o ciertos antiinflamatorios fomentan este tipo de alergia.

Las sustancias que contienen los perfumes y los productos de belleza también pueden ocasionar reacciones al contacto con el sol, pero son inofensivas siempre y cuando no haya exposición solar. A veces, la combinación del sol con el yodo (del agua del mar) o del sol con un polen (cuando se está en el campo) ocasiona las crisis.

EN POCAS PALABRAS

* La alergia al sol se debe, por lo general, a la combinación de dos factores: un agente sensibilizador y los rayos solares.

* Para evitarla, no se exponga durante las horas más calientes y proteja bien su piel.

* Para aliviarla no olvide la homeopatía.

46 evite la jardinería

¿Tiene jardín? Además de protegerse del sol, necesitará cuidarse de los insectos y de los productos químicos. Los abonos, los fungicidas y los pesticidas a veces son muy irritantes…

Plantas que hacen cosquillas: es lógico, en el jardín hay que cuidarse de los insectos (*véase* Consejo 5), pero no es la única trampa que la naturaleza reserva a las personas alérgicas. Algunas plantas son muy irritantes, incluso venenosas. Todos conocemos las reacciones que provocan las ortigas, pero no todos saben que tan sólo una primavera pueda provocar reacciones similares. El zumaque, el árbol del mango, y el ginkgo resultan irritantes…

Los productos que dan comezón: la jardinería implica también el uso de varias sustancias irritantes. Trate de evitar el uso de abonos y de pesticidas químicos, y opte por las soluciones naturales de nuestros antepasados. El purín de ortiga o de consuelda, por ejemplo, es un excelente alimento para las plantas. Para fabricarlo, basta con dejar macerar las ortigas o las consueldas en un recipiente con agua, herméticamente cerrado, durante un mes.

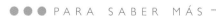

● ● ● PARA SABER MÁS

> ¿Sabía usted que las adorables catarinas (mariquitas) son verdaderos predadores capaces de eliminar cualquier pulgón sin riesgo para sus manos? Existen larvas de catarina que se pueden comprar para regarlas por todo el jardín antes de la primavera.

EN POCAS PALABRAS

∗ En el jardín, hay que cuidarse de los insectos, del sol y de las plantas que causan urticaria, así como de los productos químicos.

∗ Opte por la jardinería *orgánica*, como el purín de ortigas, la composta y las catarinas.

47 agua termal al rescate

El termalismo es un aliado en el tratamiento de las afecciones cutáneas, en especial del eccema. Aproveche los productos hechos a base de agua termal...

Estaciones balnearias especializadas:

algunos centros termales son especialistas en el cuidado de la piel, por ejemplo, la Roche-Posay, Avene, Uriage, en Francia. Sus aguas son ricas en oligoelementos. Tienen un grado de acidez similar al de la piel, lo que permite que no se dañe la flora presente en la epidermis. Alivian sin agredir, además, cada estación propone un remedio específico; la estación de Avene, por ejemplo, se especializa en tratamientos antiinflamatorios.

Productos eficaces:

algunos centros también han desarrollado una gama de cosméticos a base de agua termal, que conservan todas las virtudes de estas aguas. El agua representa casi 80% del producto, el resto se compone de sustancias seleccionadas por sus cualidades hipoalergénicas. Todo lo necesario para mantener su piel y curarla sin el menor riesgo de reacción alérgica.

● ● ● PARA SABER MÁS

> **No olvide usar el atomizador de agua mineral. Las microgotas pulverizadas limpian la epidermis sin agredirla y sin los inconvenientes del agua del grifo, además, los oligoelementos del agua se absorben a través de la piel...**

EN POCAS PALABRAS

* Ciertos centros termales obtienen resultados sorprendentes en el tratamiento de las alergias cutáneas, especialmente del eccema.

* Estos centros han desarrollado una gama de productos cosméticos a base de agua termal igualmente eficaces.

48 lávese con suavidad

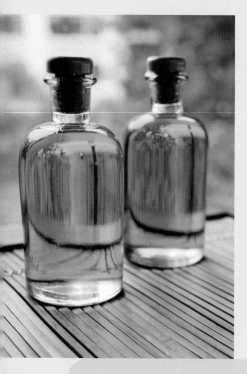

¿Adora los baños de espuma y los jabones perfumados? Pues trate de evitarlos, ya que estos productos suelen ser alergénicos. Opte por pastillas que no contengan jabón y por aceites esenciales.

● ● ● PARA SABER MÁS

> Algunos aceites esenciales provocan reacciones en las pieles extremadamente sensibles. Primero haga una prueba, al preparar su mezcla coloque una gota en la parte interna de la muñeca y espere por lo menos un cuarto de hora. Si no se enrojece entonces no hay problema.

> Elija aceites esenciales de buena calidad, es decir 100% puros y naturales, de preferencia orgánicos. Los

Un asunto de manos…

Una vez más, los médicos vuelven a hablar de los beneficios de la higiene elemental, especialmente del lavado de las manos. El simple hecho de lavarse las manos permite limitar la propagación de infecciones. Pero tenga cuidado con los productos que usa, pues los jabones comunes por lo general contienen sustancias, como la lanolina o la glicerina, que provocan reacciones alérgicas. Los agentes limpiadores que los componen suelen ser muy agresivos y provocan que la piel se vuelva cada vez más sensible.

Opte por las pastillas sin jabón, ya que tienen un grado de acidez similar al de la piel y no la agreden. Aunque hacen menos espuma, lavan igual que los otros, sin presentar los mismos riesgos. También existen jabones líquidos con las mismas virtudes.

Las pastillas sin jabón suelen venir sin perfume, lo que limita aún más el riesgo de provocar alergias.

…y de baños

La mayoría de los líquidos para baños espumosos y los jabones líquidos para el cuerpo contienen agentes limpiadores muy agresivos que preparan el terreno para la llegada de sustancias alergénicas, como los perfumes sintéticos.

Si acostumbra los baños de tina, pruebe los aceites esenciales. Lávese primero con una pastilla sin jabón, luego llene la tina y regálese *un baño de placer* en el que incluirá aceites esenciales relajantes. Ponga unas diez gotas de leche en una cuchara grande y deposítelas en un frasco que rellenará con agua de la llave. Los aceites más relajantes son los de lavanda, camomila (manzanilla) y el palo de rosa.

 EN POCAS PALABRAS

* Los jabones y los baños de espuma comunes son a veces muy agresivos y pueden provocar alergias.

* Para lavarse las manos, es mejor usar pastillas o líquidos sin jabón.

* Para los baños de tina relajantes, opte por los aceites esenciales: lavanda, neroli y palo de rosa.

aceites que no llevan este distintivo a veces son sintéticos o semisintéticos. Además de no tener las mismas virtudes pueden llegar a provocar alergias.

49

elija bien sus cosméticos

Maquillarse, desmaquillarse y cuidarse la piel son algunos de los hábitos que las mujeres con piel sensible deben practicar a diario. Por suerte existen en nuestros días cosméticos especialmente concebidos para estas pieles tan delicadas.

Primero pruébelos

Es imprescindible saberlo, casi todos los cosméticos comunes contienen sustancias potencialmente alergénicas. Sin embargo, el reaccionar a una sustancia no implica ser alérgico a todas las demás. Por ello, ante una reacción, hay que empezar por identificar el alérgeno responsable, en este caso el producto, y en seguida hay que probar los productos del mismo tipo pero de otras marcas, leyendo con cuidado las etiquetas para

●●● PARA SABER MÁS

> Hay que tener cuidado con los perfumes y con los desodorantes. Todos pueden provocar reacciones violentas. Para remplazar el desodorante, puede usar la piedra de alumbre. Cierra los poros y disminuye de manera natural la transpiración sin dejar ningún olor.

> Casi todos los perfumes, aun los de grandes marcas, contienen esencias sintéticas.

verificar que la composición no sea la misma.

Como regla general, mientras más compleja sea la composición de un producto, más riesgos hay de que contenga una sustancia alergénica.

Así que opte por la sencillez, o por los productos especialmente creados para evitar reacciones alérgicas.

Las soluciones alternativas

Para desmaquillarse, al igual que para lavarse las manos, lo mejor es usar una pastilla sin jabón y un atomizador de agua mineral. Es muy eficaz y sin riesgos. En cuanto a las cremas, use las que están hechas a base de agua termal (*véase* Consejo 47). Alivian las irritaciones y su fórmula ha sido estudiada especialmente para las pieles hipersensibles.

Si desea hacerse una mascarilla, pruebe la arcilla natural. Mezcle la tierra con agua mineral y tres gotas de aceite esencial (lavanda o neroli), prepare la pasta,

extiéndala en su rostro y enjuáguela un cuarto de hora después. Limpie con agua mineral.

Por último, el maquillaje; aquí sí no hay milagros, todos contienen conservadores, filtros solares y colorantes que pueden provocar reacciones. Pruébelos y cambie de producto en cuanto presente la menor reacción.

> **Si adora su perfume pero le causa alergia, la única solución es dejar de usarlo.**

EN POCAS PALABRAS

* Los cosméticos contienen diferentes composiciones, hay que encontrar el que más le convenga y para ello hay que probarlos todos.

* No olvide los remedios naturales: mascarillas de arcilla, la piedra de alumbre para remplazar el desodorante, etcétera.

50

renueve su guardarropa

Si su piel es hipersensible, tenga cuidado con la ropa que usa. Algunos materiales sintéticos son muy alergénicos.

Opte por los materiales naturales y redescubra el placer del cáñamo, del lino, del algodón...

El diálogo entre la piel y los materiales...

La ropa que usamos causa muchas de las dermatitis de contacto conocidas. Las telas de la ropa y nuestros tejidos cutáneos intercambian moléculas, iones, rayos electromagnéticos etcétera.

Por lo tanto, ¡tienen que llevarse bien!

Las fibras sintéticas son las principales causantes de estas alergias, cada vez más frecuentes. En especial el poliéster. Si tiene

● ● ●　P A R A　S A B E R　M Á S

> Las fibras naturales son las más antiguas: el lino, el cáñamo, el algodón etc. Y no contienen ingredientes químicos.

Las fibras artificiales provienen de las células vegetales naturales (la mayoría se extrae de la celulosa), que fueron modificadas y luego reproducidas. Por ejemplo, la viscosa y el acetato.

> Todas las fibras sintéticas provienen de la mano del hombre. Son las más alergénicas, por ejemplo, el acrílico, la poliamida y el elastano.

piel hipersensible, lo mejor es evitarlo. Lea bien las etiquetas y procure usar algodón, lino, seda, cáñamo, etc. Este tipo de telas se encuentra hoy en día en todo tipo de prendas y es tan práctica como los materiales sintéticos, pero sin presentar los mismos inconvenientes.

Cada quien sus virtudes…

El algodón es resistente al lavado, si no ha sido tratado químicamente, no provoca alergia. Elija de preferencia el algodón *orgánico* que garantiza su pureza, pero no olvide que este tipo de algodón se encoge con las lavadas.

La lana es un aislante térmico inigualable que deja respirar la piel conservando al mismo tiempo la humedad del cuerpo. Es un material *altamente seguro* que no se inflama a menos de 600 °C, cosa que no pasa con las telas sintéticas o artificiales.

El lino ayuda a disminuir el estrés, ya que reduce el nivel de tensión muscular y el calor del cuerpo.

El cáñamo es la tela más resistente.

Las telas orgánicas suelen teñirse con plantas. Este tipo de colorante no provoca reacciones alérgicas, por el contrario, agrega las virtudes de las plantas al colorante. Los colorantes anaranjados, por ejemplo, contienen flavonoides que protegen la piel de los hongos y del moho.

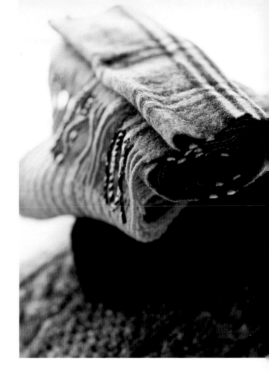

EN POCAS PALABRAS

* Las alergias a las telas sintéticas son muy frecuentes.

* Para evitarlas, opte por las telas naturales como el algodón, la seda, el lino, la lana, etcéteras.

* Es mejor usar telas *orgánicas* ya que sus colorantes también son naturales y a veces hasta presentan virtudes complementarias.

51 aprenda a relajarse

La piel y el cerebro dialogan por medio de los mensajes químicos. No es de sorprenderse que nuestra mente y nuestras emociones tengan un efecto directo en las reacciones que manifiesta nuestra epidermis. Para aliviar el ardor que causan ciertas alergias lo mejor es la relajación.

Piel, cerebro y sistema nervioso

Nuestra piel está lejos de ser sólo una cubierta que nos protege de las agresiones exteriores, también es un órgano en el amplio sentido de la palabra. Tiene varias funciones: respiración, eliminación, recepción de la información exterior, etc.

Estudios científicos han demostrado que la piel se encuentra en constante relación con el cerebro y con el sistema nervioso. Estos tres elementos corporales

PARA SABER MÁS

> Desde siempre, el hombre ha utilizado su piel como un medio de expresión. En las sociedades tradicionales los símbolos que se dibujan en la piel representan su rango social o su pertenencia religiosa.

> Los tatuajes en la actualidad son menos simbólicos, pero también son una forma de expresarse ante los demás.

se originan en el mismo ramillete embrionario y por eso están tan unidos. La piel es el espejo del alma; esta idea no es nueva, pero actualmente la ciencia lo ha comprobado. Aunque los problemas de piel aparezcan por diversas razones (alergias, herencia, ambiente etc.) no hay que olvidar su dimensión psicosomática.

Mente sana en piel sana

Si su piel trata de decirle algo, ya sea por medio de reacciones alérgicas u otro tipo de manifestación, regálele un tiempo y relájese. Mientras más serena, tranquila y apaciguada se encuentre la piel, mejor llevará a cabo sus funciones. No es por nada que existe el refrán "sentirse mal en su pellejo"
La relajación lo ayudará a enfrentar las alergias (véase Consejo 34). Elija la técnica que más le guste. Lo esencial es que logre integrar este elemento higiénico en su vida cotidiana.

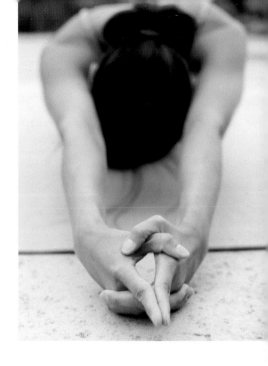

> Sin embargo, si tiene la piel hipersensible, los tatuajes no son nada recomendables. Tanto los tatuajes como las perforaciones (*piercings*) son verdaderas agresiones para la epidermis, aunque se lleven a cabo en condiciones higiénicas adecuadas.

 EN POCAS PALABRAS

* La piel es el espejo del alma. Recientes estudios han confirmado lo que el hombre ya sabía desde hace siglos.

* Los problemas de piel suelen tener un origen psicosomático.

* Relájese, la tranquilidad y la serenidad lo ayudarán.

52 consiéntase con flores

Ver flores, olerlas y acariciarlas es tranquilizante, beberlas, es aún mejor. Los elíxires de flores que desarrolló el doctor Edward Bach a principios del siglo XX son capaces de regular los desórdenes emocionales, que a veces dejan huella en las pieles sensibles.

● ● ● PARA SABER MÁS

> Algunos ejemplos de los elixires que se adaptan a las personas alérgicas son.

• El elixir de *Mimulus* (nuez moscada): combate el miedo al dolor. El miedo crea un estado que debilita el ser y debilita la piel.

• El elixir de *Impatiens* (flor de la impaciencia): calma a las personas irritables que siempre están muy activas y cuya piel enrojece a la menor contrariedad .

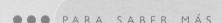

Una cura sorprendente

Este médico vivió en Inglaterra a principios del siglo pasado. Un día, enfermó severamente de cáncer; sus colegas le pronosticaron sólo unos meses más de vida. Sin embargo, el doctor Bach, en lugar de descansar hasta que llegara el final, decidió seguir trabajando. La Primera Guerra Mundial acababa de empezar y lo necesitaban.

Tres meses más tarde, Edward Bach estaba curado. Él atribuyó su restablecimiento a una poderosa motivación: su gran deseo de vivir para curar a los demás. Le quedó muy claro que la actitud psíquica es un elemento central en el proceso de restablecimiento y que todas las enfermedades provienen de desórdenes emocionales y psíquicos.

Por amor a la naturaleza

Se puso a buscar remedios naturales capaces de regular los estados de ánimo. Cerró su consultorio y se fue a vivir al campo. Ahí pudo entenderlo todo: "la propiedad curativa de una planta se concentra en la flor" indica en sus notas.

Recuperó el rocío de la mañana que se encuentra en la corola de las flores, y empezó a administrarlo a los enfermos obteniendo resultados sorprendentes. Poco a poco empezó a relacionar los estados de ánimo con las flores. Desarrolló un proceso de fabricación capaz de recuperar la energía sutil de las flores y producir con ella ciertos medicamentos. De ahí nacieron 38 elixires de Bach. Después de él, muchos más continuaron su trabajo y se han creado otros elixires a partir de las flores que crecen en otros suelos, como los alpinos, australianos, californianos, etc.

Estos elíxires se pueden adquirir en las farmacias especializadas en fitoterapia y en las tiendas naturistas (en gotas) para llevar a cabo curas de tres semanas o más.

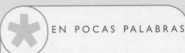

EN POCAS PALABRAS

* Los elixires florales fueron desarrollados por el médico inglés Edward Bach.

* Alivian y regulan los desequilibrios emocionales.

* Se adquieren en farmacias especializadas o en tiendas naturistas, en presentación de gotas y se toman en curas.

* El elixir *Clematis* (clemátide): ayuda a los soñadores a poner los pies sobre la tierra y a apreciar más la realidad por lo que es, aun cuando su vida los agobie.

53 consuma aceites crudos

Para conservar nuestra piel saludable, necesitamos nutrirla con ácidos grasos esenciales. Una piel saludable resiste mejor a las alergias...

Las células se sofocan: la membrana de las células cutáneas se compone, en su mayoría, de lípidos. En caso de que éstos escaseen, la piel se pone rígida y el intercambio celular se dificulta. La piel se seca, enrojece, se vuelve hipersensible y frágil. Esto abre las puertas a muchos padecimientos. Por el contrario, una piel que ha sido nutrida con ácidos grasos esenciales se puede defender mejor de los ataques, incluyendo a las alergias.

Lentos pero seguros: por lo tanto, hay que comer aceites vegetales crudos, pues contienen los mejores ácidos grasos esenciales. El aceite de onagra o el aceite de borraja son los más aconsejables. Estos aceites son complementos nutritivos, que se presentan en cápsulas y que se compran en las tiendas naturistas (tome de cuatro a seis cápsulas al día). Los resultados se notan al cabo de seis semanas, pero una vez que se presentan, duran para siempre.

● ● ● PARA SABER MÁS

> Los aceites de borraja y de onagra contienen mucho ácido gamalinoleico (AGL), por otro lado, los estudios han demostrado que las personas que padecen eccema suelen tener déficit de AGL.
> Este tipo de aceite puede tomarse a cualquier edad, incluso los niños pueden comerlo.

✳ EN POCAS PALABRAS

✳ Las células de la piel necesitan ácidos grasos esenciales para funcionar.

✳ Hay que comer aceites crudos y tomar cápsulas de aceite de onagra y de borraja.

54 tome vitaminas para la piel

La piel es una gran consumidora de vitaminas y minerales. La carencia de las mismas favorece las reacciones alérgicas. Haga una cura, ahora es cuando…

Las vitaminas que protegen: es muy conveniente que las personas que padecen alergias cutáneas se pongan regularmente en cura con el objetivo de mejorar el estado de su piel.

Las vitaminas básicas de nuestra epidermis son: las vitaminas A, C y E, ya que son potentes antioxidantes que la protegen de las agresiones de los radicales libres; las vitaminas B, especialmente la B2 y B8, ayudan a combatir el eccema.

Los minerales que nos alivian: en cuanto a los minerales, podemos decir que la piel necesita cobre y hierro, sin embargo, estos minerales deben consumirse con precaución pues un exceso puede ser nefasto. El cobre se recomienda principalmente en caso de eccema que tienda a infectarse.

No olvide añadir a la cura manganeso y azufre los dos principales oligoelementos (*véase* Consejo 39).

(*véase* Consejo 39).

● ● ● PARA SABER MÁS

> Si padece alergia al sol, prepare su piel tomando por lo menos un complemento alimenticio dos semanas antes de la exposición. Estos productos contienen betacaroteno, que resulta muy útil para disminuir las reacciones cutáneas.

EN POCAS PALABRAS

∗ La piel necesita vitaminas específicas: la A, la C y la E (antioxidantes), así como las vitaminas B (para combatir el eccema).

∗ En cuanto a los oligoelementos, tome las dosis necesarias de hierro y de cobre que indique un médico.

55

haga una cura de gránulos

La homeopatía, además de los tratamientos básicos destinados a disminuir la reacción alérgica, también propone medicamentos adaptados a los síntomas cutáneos. Pero tenga cuidado, recuerde que la medicina homeopática recomienda un tratamiento personalizado.

Eccema: ¿dónde, cuándo y cómo?

Para curar el eccema, un buen homeópata trata de responder algunas preguntas: ¿en dónde se localiza?, ¿cuándo aparece?, ¿cómo evoluciona? En efecto, el eccema puede ser seco o húmedo, rosado o blanquizco, puede provocar descamaciones intensas o ligeras, puede agravarse con el calor o, por el contrario, con el frío, con el sol o al contacto con el agua…

● ● ● PARA SABER MÁS

> Como regla general, este tipo de patologías requieren una supervisión cercana. Como la elección del medicamento correcto es delicada, es conveniente recurrir a los consejos de un médico homeópata para que tome en cuenta todos los factores.
> Sin embargo, si usted se identifica plenamente con uno de los ejemplos mencionados, entonces empiece el tratamiento tomando medicamentos 9 CH, tres gránulos en la mañana y tres gránulos en la noche.
> Si no ve ningún resultado al cabo de una semana, consulte a su médico.

Si las ampollas están medio rosadas y ligeramente inflamadas, hay que tomar *Apis*.

Si las crisis se agravan con el sol o al contacto con el agua de mar, tome *Natrum muriaticum*; si se intensifican en invierno, al contacto con el frío más vale tomar *Petroleum*. Si las ampollas se desprenden dejando partículas de polvo, tome *Arsenicum album*, pero si se desprenden pedazos grandes de piel muerta, tome *Arsenicum iodatum*.

Elija un medicamento diferente en función de la localización de las ampollas, por ejemplo, si se encuentran alrededor de la boca, tome *Sepia*, si se hallan en los codos, tome *Berberis vulgaris*; si se localizan en el cuero cabelludo, tome *Oleander* o si están detrás de las orejas tome *Graphites*.

Urticaria: ¿frío o caliente?

Si se consigue el medicamento adecuado, la homeopatía también puede aliviar la urticaria. Si las erupciones se intensifican al contacto con el frío y provocan comezón casi con dolor, pruebe *Urtica urens*, sobre todo si también padece reumatismo.

Si la erupción mejora con baños de agua caliente, se recomienda el *Arsenicum album*. Pero si el agua fría la calma la comezón y disminuye la erupción, lo mejor es tomar *Apis*.

Si en su familia es muy común la urticaria, pruebe el *Psorinum*. Por último, la elección del medicamento dependerá del origen de la crisis: por ingestión de leche (*Dulcamara*) carne (*Antimonium crudum*), fresas (*Fragaria*) o vino (*Chloralum*).

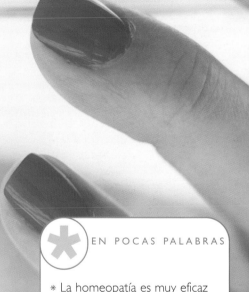

EN POCAS PALABRAS

* La homeopatía es muy eficaz para aliviar las alergias cutáneas.

* Lo más conveniente es recurrir a los consejos de un médico para que le prescriba el remedio adecuado, tomando en cuenta todos los elementos necesarios, como la localización, la causa, el tipo de erupción y su evolución

56

confíe en la fitoterapia

Las plantas proporcionan grandes beneficios a su piel. Sobre todo cuando es agredida por manifestaciones alérgicas. Algunas son calmantes, otras hidratantes o antiinflamatorias… Usted escoge…

La mejor de todas, la caléndula

La caléndula es una planta que crece en su propio jardín. Su bella flor amarilla es excelente para cicatrizar y regenerar las pieles dañadas. También es antiinflamatoria y calma la comezón. Es nutritiva, hidratante, emoliente y tranquilizante, pues contiene betacaroteno, flavonoides, mucílagos y pectina. Agréguela a su crema habitual o prepare su propia loción poniendo a hervir a fuego lento

● ● ● P A R A   S A B E R   M Á S

> Algunos aceites vegetales son verdaderos medicamentos para la piel. Puede usarlos en lugar de su crema facial o corporal.

> Elíjalos en función de los efectos deseados; aceites de onagra y de borraja (*véase* Consejo 53), de hueso de durazno (hidratante), de jojoba (nutre), de corazoncillo (antiinflamatorio), de germen de trigo (protector).

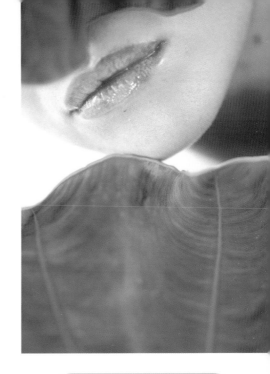

200 g de pétalos secos en 1/2 litro de agua, durante por lo menos una hora. Luego, cuélela y úsela todos los días sobre las ampollas de eccema o de urticaria. La caléndula también puede ingerirse; ponga una cucharada grande en un recipiente con agua hirviendo, déjela infundir durante 10 minutos y bébala tres veces al día.

Como mascarilla o en tisana

Desde hace siglos, el nogal se usa para aliviar el eccema. Es un antiséptico (uso local) y un estimulante metabólico (uso interno) al mismo tiempo. Ponga 10 g de hojas en 1/2 litro de agua hirviendo y déjela infundir durante 10 minutos. Beba dos tazas al día, en la mañana y en la noche.

La camomila es muy conocida por sus efectos calmantes. También alivia las pieles irritadas. Ponga 10 flores en un recipiente de agua hirviendo y déjelas en infusión 10 minutos.

Pruebe también las cataplasmas de col verde; arranque las hojas grandes de una col, póngalas a hervir unos minutos, machaquelas y, antes de acostarse, úntelas en su piel colocando una gasa alrededor. Es lo mejor para calmar el eccema.

EN POCAS PALABRAS

* Las plantas son un remedio muy eficaz contra los problemas de piel.

* La caléndula calma, seda, cicatriza e hidrata.

* Algunas plantas se consumen en tisanas y se aplican como cataplasmas.

* Pruebe los aceites vegetales de hueso de durazno, de corazoncillo, etcétera.

57

recurra a la acupresión

Los desequilibrios energéticos se manifiestan en la piel. Al restablecer la circulación energética perturbada desaparecen los síntomas. Éste es el principio de la medicina china, si localiza correctamente el punto preciso que debe estimular el resultado será casi inmediato.

Circulación armoniosa

El *Do-In* es una buena solución para arreglar los problemas de piel como el eccema o la urticaria, al igual que todas las demás alergias (*véanse* Consejos 29 y 30). La energía bloqueada vuelve a circular armoniosamente en cuanto se estimulan ciertos puntos con el dedo. Estos masajes deben de ser tónicos y precisos.

Por lo general, cualquiera que sea el síntoma, se aconseja estimular un punto situado en el meridiano del pulmón, que se encuentra a la orilla del brazo, a lo largo del hueso, en la prolongación del pulgar, a casi dos dedos arriba de la base de la muñeca.

116

Manos y brazos

Los masajes dependen de sus síntomas. Si tiene eccema puede estimular dos puntos: uno situado en la mano y otro en el brazo. El primero se encuentra en el dorso de la mano, en el hueco que forman el pulgar y el índice. El segundo se encuentra en el hueco del codo.

Si padece urticaria, le sugerimos probar con dos puntos un poco más difíciles de localizar; se sitúan en la parte interior del pie, uno justo al nivel del hueso del tobillo y el otro un poco más arriba, en la pierna, a tres dedos arriba del hueso (detrás del hueso de la pierna).

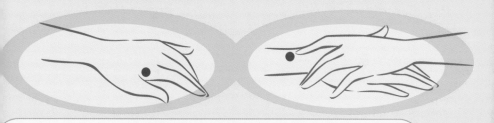

● ● ● PARA SABER MÁS

> Puede practicar *Do-In* en cualquier momento de la crisis. También puede establecer un programa para cada día, a la misma hora durante varias semanas. Como si fuera un tratamiento.
Elija los puntos generales (para estimular en las mañanas y para relajar en las noches) y agregue puntos específicos en función de sus necesidades. Una sesión completa puede durar desde quince minutos hasta media hora.

EN POCAS PALABRAS

* El *Do-In* estimula la energía y mejora rápidamente los síntomas de las alergias cutáneas.

* Los puntos se localizan en manos, brazos y piernas.

* Puede practicar el *Do-In* en cualquier momento durante la crisis, o establecer una rutina para cada día, durante varias semanas como si fuese un verdadero tratamiento.

58

descubra la reflexología

Nuestros pies son increíbles apéndices. Además de sostenernos día con día, también pueden curarnos. Darles masaje con mucho cuidado es suficiente. La reflexología es muy agradable y al mismo tiempo muy eficaz.

Mapas en las plantas de los pies

Los chinos dibujaron verdaderos mapas bajos nuestros pies, representando la totalidad de nuestro organismo, incluyendo los órganos internos; esto se conoce como *zona de reflejo*. Es como si nuestros órganos tuvieran correspondencias o reflejos con las plantas de los pies. Cuando ciertas funciones se entorpecen, pueden estimularse haciendo un masaje en una zona precisa del pie que está energéticamente relacionada con el órgano.

Estimule sus pies

La reflexología, por lo general, se practica en consultorios o en casa con terapeutas especializados. El masaje que hace un especialista es más preciso y más eficaz, pero uno mismo también puede estimularse las plantas de los pies y obtener buenos resultados.

Hay que empezar por masajear todo el pie y luego el tobillo, agregue de preferencia aceite vegetal y, si desea, unas cuantas gotas de aceite esencial tranquilizante (lavanda o camomila). En seguida, estimule las zonas precisas capaces de eliminar los síntomas.

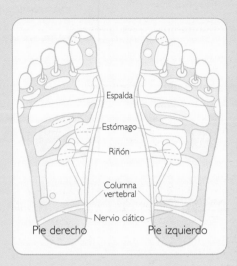

Espalda

Estómago

Riñón

Columna vertebral

Nervio ciático

Pie derecho   Pie izquierdo

● ● ● PARA SABER MÁS

> Para combatir todo tipo de alergias, se recomienda masajear la zona de las glándulas suprarrenales, luego la zona que constituyen los riñones, la uretra y la vejiga.

> Para combatir los problemas de piel, hay que acentuar la estimulacion de las zonas pulmonares y las bronquiales.

> En caso de que aparezca una zona que le cause dolor, estimule aún más ese punto, pues significa que ha encontrado una zona de obstrucción.

EN POCAS PALABRAS

* Nuestros pies son zonas de reflejo. Masajeándolos se pueden aliviar ciertos malestares.

* Para aliviar las alergias hay que estimular las zonas de las suprarrenales, los riñones, la vejiga y los bronquios.

* El dolor es una buena señal, estimule aún más la zona donde aparezca y se sentirá mejor.

59

deje de esconderse

Los refranes reflejan bien hasta que punto nuestra piel es el espejo de nuestra personalidad: "jugarse el pellejo", "salvar el pellejo" "estar o ponerse en el pellejo de alguien", etc. Nada mejor como "cambiar de piel". Mejore su relación interna y su piel mostrará lo mejor de usted mismo.

Temor a las miradas

Todos conocemos a algún adolescente que no está a gusto consigo mismo y que se esconde del mundo. Muchas veces se esconden detrás de una piel con acné. El desequilibrio hormonal durante la adolescencia tiene mucho que ver, pero la necesidad de huir de la mirada de la gente también es un factor importante. Algo similar ocurre con algunos adultos que presentan problemas de piel. El

● ● ● P A R A S A B E R M Á S

> Todos, en general, arrastramos algún sentimiento de malestar profundo. Los años pasan, aprendemos a conocernos mejor y a aceptarnos. Sin embargo, hay infancias y adolescencias más dolorosas que otras que pueden dejar cicatrices en el alma.

> Si le cuesta mucho trabajo adquirir confianza en usted mismo, recurra a la psicoterapia. La ayuda y el soporte que le brinda un profesional neutro e indulgente suele dar buenos resultados.

eccema, por ejemplo, se relaciona con frecuencia con el deseo de esconderse para no sufrir. Queda claro que no es el único elemento que lo provoca, sobre todo cuando se trata de eccemas de origen alérgico, sin embargo, mientras más confianza tenga en usted mismo y se atreva a mostrar lo que vale, más sana se encontrará su piel.

Haga la lista de sus cualidades

¿Cómo adquirir confianza en usted mismo? Aprendiendo a conocerse. Es obvio que no es fácil mirarse con claridad e indulgencia. Las herramientas más sencillas de desarrollo personal pueden ser muy útiles; por ejemplo, hacer la lista de nuestras cualidades y de nuestros defectos. Al principio, solemos llenar la parte de los defectos y únicamente nos concedemos algunas cualidades socialmente reconocidas, como la generosidad, la tolerancia, la disponibilidad, etc. Sin embargo, día tras día, modifique su lista y verá cómo su ser esconde tesoros que ni siquiera sospechaba tener.

Cultivar su creatividad constituye otro eficaz instrumento; pinte, cante, esculpa, sin pensar en el resultado, hágalo únicamente por placer. También quedará sorprendido. Aunque son más cotidianas y menos artísticas, la jardinería y la cocina también constituyen otra manera de liberar la imaginación.

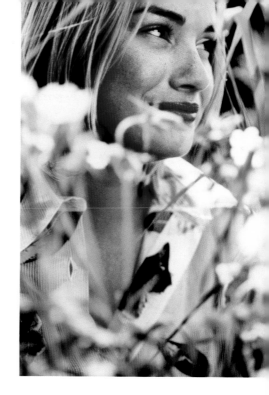

 EN POCAS PALABRAS

* Los problemas de piel se agravan por la falta de confianza en uno mismo.

* Una buena ayuda son las herramientas de desarrollo personal: hacer una lista de cualidades, estimular la creatividad, etc.

* Si esto no basta, recurra a la psicoterapia.

60 ¡tranquilícese!

Basta un pequeño problema para que se ponga rojo como un tomate, una dificultad para que su piel se llene de ampollas. Aprenda a dominar su ira y enrojezca pero sólo de alegría…

La ira y la urticaria: todos hemos notado que cuando la gente se enoja, enrojece. Esto forma parte de los fenómenos fisiológicos que permiten que la piel refleje las emociones, sobre todo si se trata de la cólera. Los dermatólogos se preocupan cada vez más por tomar en cuenta los elementos psicosomáticos, pues saben que el enojo reprimido puede causar urticarias impresionantes.

Exprésese sin enojarse: si es propenso a las urticarias alérgicas, lo más seguro es que su piel sea hipersensible a este mecanismo. Por lo que seguirá reaccionando de esta manera a sus arrebatos emocionales. La solución, aunque se dice fácil, es difícil: aprenda a expresar lo que siente de una manera más tranquila, sin explotar ni contenerse.

● ● ● PARA SABER MÁS

> Consejos útiles:

- concéntrense en lo que tiene que decir, no en lo que le respondan.
- Repita sin parar su discurso, pero no grite.
- Por el contrario; baje la voz, su interlocutor se cansará de discutir y terminará escuchándolo.

EN POCAS PALABRAS

＊ Las emociones reprimidas se reflejan en la piel. El enojo no expresado, por ejemplo, puede provocar crisis de urticaria.

＊ Aprenda a expresar lo que siente, sin explotar

testimonio

me he
reconciliado
conmigo misma

"Conozco perfectamente el eccema, estuve infestada por más de dos décadas. Al principio se debía a la alergia. No aguantaba las cremas, el maquillaje, los perfumes etcétera. Reaccionaba también a varios alimentos, especialmente a los cacahuates, a las almendras y a las nueces... Y bueno, vivía con eso. Las ampollas iban y venían. El día que tuve mi primera decepción amorosa se instalaron para siempre. ¡Fue horrible! no me atrevía a salir; me escondía. me sentía fea tanto por dentro como por fuera. Ya no me quería, obviamente no lo había percibido.

Un médico me ayudó a darme cuenta. Empecé a pensar en mí misma, en mis reacciones, en los eventos importantes de mi vida y logré identificar la relación entre lo físico y lo emocional, las extrañas coincidencias. Tomé algunos talleres que me ayudaron a aceptarme y a aprender a expresarme. Me ayudó muchísimo. Desde que me reconcilié conmigo misma he obtenido grandes beneficios, especialmente en dos campos: por un lado soy más feliz y por otro, mi piel está por fin tranquila".

guía de plantas medicinales

En esta tabla hemos incluido los nombres científicos de cada planta para que usted pueda conseguirlas en cualquier región de América Latina, independientemente de sus nombres comunes locales.

Nombre común	Nombre científico	Nombre común	Nombre científico
aciano	Centaurea cyanus	lypocodium	Lypocodium clavatum
ajonjolí	Sesamum indicum	malva	Malva sylvestris
albahaca	Ocimum basilicum	malvavisco o vara de san José	Althaea officinalis
alcachofa	Cynara scolymus		
almendra	Prunus armeniaca	melisa o toronjil	Melissa officinalis
bergamota	Citrus bergamia	menta o hierbabuena	Mentha piperita
caléndula	Calendula officinalis	mirto o arrayán	Myrtus communis
camomila	Chamomilla recutita	naranjo	Citrus sinensis
canela	Cinamomum zeylanicum	nerolí	Citrus sinensis
cinorrodon o escaramujo	Rosa canina	nogal	Juglans regia
clematis(clemátide)	Clematis vitalba	nuez moscada	Myristica fragans
corazoncillo, hiperico o hierba de san Juan	Hypericum perforatum	ortiga	Urtica dioica
		palo de rosa	Aniba rosaedora
durazno	Prunus persica	pasiflora	Passiflora spp.
eucalipto	Eucalyptus globulus	pino	Pynus silvestris
ginkgo	Ginkgo biloba	reina de los prados o ulmaria	Filipendula ulmaria
ginseng	Panax quinquefolius, Panax ginseng		
		sándalo	Santalum album
girasol	Helianthus annus	té	Camellia sinensis
higo	Ficus carica	tomillo	Thymus vulgaris
impatiens (impaciencia)	Impatiens glanducifera	valeriana	Valeriana officinalis
jazmín	Jasminum officinalis	verbena	Verbena officinalis
jengibre	Zingiber offcinale	vid roja	Vitis vinifera
jojoba	Simmondsia chinensis	violeta	Viola odoratta
lavanda	Lavandula angustifolia	zumaque	Rhus Toxicondendron
limón	Citrus limon		

índice alfabético

Marabout...

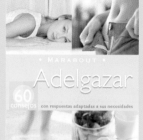
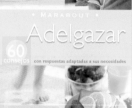

· MARABOUT ·
Adelgazar
60 consejos con respuestas adaptadas a sus necesidades

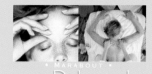

· MARABOUT ·
Dolores de cabeza
60 consejos con respuestas adaptadas a sus necesidades

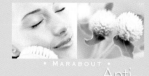
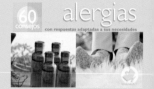

· MARABOUT ·
Anti-alergias
60 consejos con respuestas adaptadas a sus necesidades

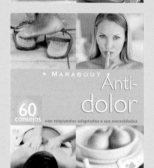

· MARABOUT ·
Anti-dolor
60 consejos con respuestas adaptadas a sus necesidades

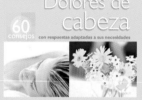
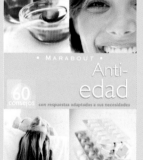

· MARABOUT ·
Anti-edad
60 consejos con respuestas adaptadas a sus necesidades

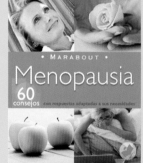

MARABOUT
Menopausia
60 consejos con respuestas adaptadas a sus necesidades

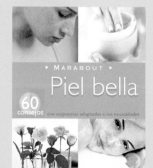

· MARABOUT ·
Piel bella
60 consejos con respuestas adaptadas a sus necesidades

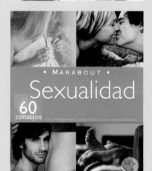

· MARABOUT ·
Sexualidad
60 consejos con respuestas adaptadas a sus necesidades

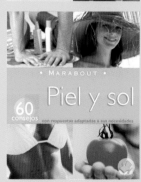

· MARABOUT ·
Piel y sol
60 consejos con respuestas adaptadas a sus necesidades

es tu secreto

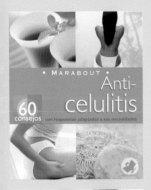

• MARABOUT •
Anti-
celulitis
60 consejos · con respuestas adaptadas a sus necesidades

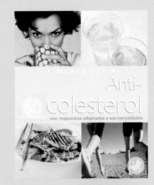

• MARABOUT •
Anti-
colesterol
60 consejos · con respuestas adaptadas a sus necesidades

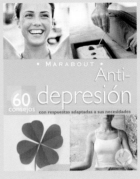

• MARABOUT •
Anti-
depresión
60 consejos · con respuestas adaptadas a sus necesidades

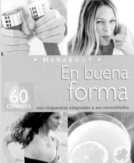

• MARABOUT •
En buena
forma
60 consejos · con respuestas adaptadas a sus necesidades

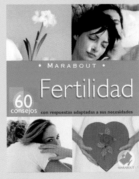

• MARABOUT •
Fertilidad
60 consejos · con respuestas adaptadas a sus necesidades

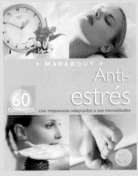

• MARABOUT •
Anti-
estrés
60 consejos · con respuestas adaptadas a sus necesidades

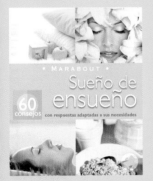

• MARABOUT •
Sueño de
ensueño
60 consejos · con respuestas adaptadas a sus necesidades

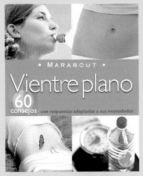

• MARABOUT •
Vientre plano
60 consejos · con respuestas adaptadas a sus necesidades

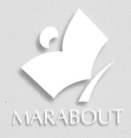

MARABOUT

créditos

Traducción y adaptación:
Ediciones Larousse con la colaboración de Karla Negrete.

Revisión técnica médica:
Dr. Sergio Pérez de Lara.

Revisión técnica en plantas medicinales:
Biólogos Miguel Ángel Gutiérrez Domínguez y Yolanda Betancourt Aguilar.
Jardín Botánico Universitario de Plantas Medicinales de la Universidad Autónoma de Tlaxcala.

Créditos fotográficos
Fotografías de portada: sup. izq. R. Minsart/Masterfile; sup. der. K. Mikami/Photonica; inf. izq. A. Miksch/Getty Images; inf. der. B. Bailey/Getty Images; pp. 8-9: Neo Vision/Photonica; p. 10: Neo Vision/Photonica; p. 12: Neo Vision/Photonica; p. 14: M. Barraud/Getty Images; p. 16: Neo Vision/ Photonica; p. 20: S. Watson/Getty Images; p. 22: A. Nagelmann/Getty Images; p. 24: S. Simpson/Getty Images; p. 27: Neo Vision/Photonica; p. 29: T. Garcia/Getty Images; p. 31: C. Harvey/Getty Images; p. 35: Johner/ Photonica; p. 36: T. Reed/Zefa; p. 39: Neo Vision/Photonica ; p. 40: Akiko Ida; p. 45: Neo Vision/Photonica; pp. 48-49: A. Miksch/Getty Images; p. 51: J. Lamb/Getty Images; p. 53: J. Toy/Getty Images; pp. 54-55: M. Cashew /Photonica; p. 57: F. Tousche/Getty Images; p. 58: P. Nicholson/Getty Images; p. 60: H. Benser/Zefa; p. 62: G. Buss/Getty Images; p. 69: T. Krüsselmann/Zefa; p. 71: A. Lichtenberg/Getty Images; p. 72: R. Daly/Getty Images; p. 79: K. Lili/Zefa; p. 81: J. Darell/Getty Images; pp. 86-87: VCL/Getty Images; p. 89: P. Nicholson/Getty Images; pp. 90, 92: Akiko Ida; p. 95: S. Ragland/Getty Images; p. 100: Photodisc; p. 103: Emely/Zefa; p. 104: Neo Vision /Photonica; p. 107: S. Casimiro/Getty Images; p. 108: K. Mikami/Photonica; p. 113: J. Franco/Getty Images; p. 114: Option Photo; p. 121: P. Beavis/Zefa.

Ilustraciones: Philippe Doro páginas 42, 82 y 96; Hélène Lafaix páginas 66-67, 76-77 y 116-117; Anne Cinquanta páginas 118-119.

EDICIÓN ORIGINAL

Directora de la colección: Marie Borrel
Responsables editoriales: Delphine Kopff
y Caroline Rolland
Coordinación editorial: Delphine Kopff
y Anne Vallet
Dirección artística y realización: G & C MOI
Iconografía: Guylaine Moi

© 2003, Hachette Livre (Hachette Pratique)
Título original: *Anti-allergies*
"D. R." © MMVI por E.L., S.A. de C.V.
            Londres 247, México, 06600, D.F.
ISBN: 2-012-36782-8 (Hachette Livre)
ISBN: 970-22-1393-2 (E. L., S.A. de C.V.)

PRIMERA REIMPRESIÓN DE LA PRIMERA EDICIÓN – III/06

VERSIÓN PARA AMÉRICA LATINA

Dirección de la publicación: Amalia Estrada
Cotejo de traducción: Karen Delgado
Asistencia editorial: Lourdes Corona
Coordinación de portadas: Mónica Godínez
Asistencia administrativa: Guadalupe Gil

Si desea más información sobre plantas medicinales, puede acudir a:
Red Mexicana de Plantas Medicinales y Aromáticas S.C., Hierbas Orgánicas de México S.A.

Herboristería Internacional La Naturaleza, Leonarda Gómez Blanco 59, Lote 6 manzana 2, Fracc. Villa Ribereña, Acxotla del Río Totolac, Tlaxcala. C.P. 90160
Tels. (241) 41 85 100, (246) 46 290 73, (222) 232 73 60
www.redmexicana.cjb.net
www.herbolariamexicana.org
Jardín Botánico Universitario de Plantas Medicinales
Secretaría de Investigación Científica, Universidad Autónoma de Tlaxcala, Av. Universidad No. 1, C.P. 90070 Tlaxcala, Tlaxcala
Tel. (246) 46 223 13 hierbas@prodigy.net.mx